Como adelgazar sin hacer dieta

El increíble método que me ayudo adelgazar   30 kilos sin hacer dietas ni ejercicio

Ronnymer Rondon

DEDICATORIA

Le dedico este libro a todas las personas que me apoñaron desde el principio y condiaron en mi, pero tambien le dedico este libro a todas esas personas que pudieron cambiar su cuerpo gracia a este método.

Desintoxicar para Adelgazar

CONTENIDO

Desintoxicar para Adelgazar

AGRADECIMIENTOS

Agrezco a todas esas personas que pudieron ser realidad este libro, y tambien agradezco a mis padres y hermanos por el apoyo incondicional que me demostraron durante mis días de invesigacion y realización de este maravilloso libro

Desintoxicar para Adelgazar

Introducción

Si llegaste aquí es porque ha buscado muchos métodos para lograr adelgazar algunos habrán funcionado por 3 o 6 meses y en el mejor de los casos un año

Pero al pasar del tiempo cuando deja de realizar la dieta, siempre terminas recuperando los kilos que perdiste o en el peor de los caso tu barriga crece el doble, en pocas palabras engordaste más kilos de lo que tenías.

Todos hemos pasado por ese Calvario principalmente yo el que escribe este libro, desde muy joven siempre sufrí de obesidad y con ella los problemas emocionales que conlleva, como por ejemplo baja autoestima, timidez, inseguridad etc.

esto me llevó a realizar dieta muy constantes donde fue un proceso prácticamente torturador, ver a mis familiares degustar comida chatarras como   hamburguesas, pizza o postres, frente de mí, no fue fácil, pero me llene de mucha voluntad y proseguí con mi dieta así que los primeros meses logre adelgazar algunos kilos, todavia recuerdo esa emoción que uno siente cuando esa balanza cada semana está marcando unos kilos menos , pero al pasar del tiempo por una razón u otra siempre volvía a mis hábitos alimenticios no saludables, y con esto volvían esos kilos no deseable, por este motivo me la pase buscando alternativa o probando las famosas dietas que prometían milagros. Pero te aseguro que ninguna funcionaba

Por este motivo me di la tarea de Buscar mucha información sobre la obesidad y el porqué, las mayorías de las personas que realizaban dieta siempre terminaban en el efecto rebote, así que comencé mis investigaciones en donde descubrí trabajos muy

Interesante como por ejemplo.

sabías que? en abril del año 1992, tuvo lugar una conferencia de expertos en el área de la salud y nutrición, en los Estados Unidos de America, y el tema principal era que estaban sorprendido, porque cada vez había más millones de americanos haciendo dieta y más sobrepeso.

Con las dietas lograrás perder peso muy rapido pero solo terminaras en una ilusión, porque a largo plazo nunca funcionara, yo siempre lo comparo con un círculo donde realizas dietas por tres meses y otra vez recupera los kilos y así estarás por años, este problema no es por falta de voluntad porque he visto muchas personas con voluntad de hierro pero nunca le funciona las dietas.

Lo único que hace una dieta es que tu pase días de hambruna porque las dietas en si es una tortura, sé que te estarás preguntando, entonces como adelgazo?, que hago? no te preocupes escribí este libro para ayudarte a resolver esas dudas y darte una solución que te ayudara adelgazar, y no seguir pasando por esas tortura llamada dieta.

PORQUE LAS DIETAS NO FUNCIONA

Actualmente la recomendación principal de los expertos en el área de la salud y la nutrición del mundo, es usar la fórmula basada en una dieta hipocalórica, (baja en grasa) que podríamos resumir con esta simple ecuación.

Variación de peso= calorías ingeridas – calorías gastadas.

En donde busca principalmente que las personas coman menos y con ello poder adelgazar, es interesante ya que Un estudios realizado en la últimas décadas dice que entre el 90-95 % de las personas que realizan dietas hipocalóricas fracasan.

También indica que dos tercios de lo que realizaron este tipo de dieta ganan más peso del que tenían al empezar, y concluye que hay poca evidencia que demuestren que las dietas generen pérdida de peso sostenibles a largo plazo, en poca palabra restringirte de las calorías es un error fatal, e inadecuado para perder peso.

Ya que provocarás que tu organismo sienta hambre durante el periodo que realices la dieta, con esto podemos llegar a la conclusión que el problema no radica en lo que comes y dejas de comer, si no que el principal problema, es que no entendemos nuestro cuerpo correctamente.

No quiero decir que la fórmula que te mencione anteriormente este errada, claro que funciona pero como te dije anteriormente no te funcionara a largo plazo, y volverás a tener esos kilos desagradables.

Por este motivo te propongo ir un paso más allá, si tu cuerpo te está pidiendo más comida es porque tiene un problemas que se puede enumerar en un solo motivo.

1)   estás programado mentalmente para ser obeso

Que quiero decir con esto, que tu cuerpo te está saboteando para que no puedas adelgazar, déjame citarte un comentario muy interesante de Nature Medicine, en donde dice lo siguiente

"los esfuerzos voluntarios por reducir el peso son resistidos por poderosas fuerzas biológicas de compensación".

Lo que quiero decir con esto, es que no debemos luchar con nuestro cuerpo porque él ya está predestinado a tener un peso ideal, más que un peso ideal nuestro cuerpo defiende, un rango de energía del que dispone, en este caso sería la grasa, que busca un punto de ajuste entre las calorías que entra (comida) y las que salen.

cuando uno realizas las dietas está rompiendo como su punto de equilibrio y por ende nuestro cuerpo se va resistir desplegando toda su poderosa fuerza para buscar otra vez su punto equilibrio, en poca palabra el peso ideal que ya tiene programado, este complejo sistema de control de peso se puede equipararse a un termostato, ejemplo si piensas en el

Termostato que hay en viviendas su objetivo principal es mantener la misma temperatura aunque cambien las condiciones externas, si abres la puerta de tu casa el termostato

realizará los ajuste necesario para la mantener la temperatura indicada, de la misma manera funciona nuestro cuerpo si tratas de modificar su peso obligándote hacer dietas tu cuerpo crea una cadena de reacción como si fuera un termostato para que se ajuste otros factores que influyen en tu cuerpo para buscar el equilibrio de su peso.

Sé que te suena un poco chocante lo que te acabo de decir y te entiendo porque yo también pase por esa etapa. Pero es sorprendente que la mayorías de las personas todavía se basen en dietas milagrosas que a la final resulte en un fracaso tanto físico y emocionalmente, y se pregunten por qué están otra vez gorda, pero gracia al método que te voy a presentar te voy a guiar a que cumplas con tus metas lograr llegar a tu peso ideal

POR QUÉ CAEMOS EN EL EFECTO REBOTE

Según Wikipedia define el efecto rebote: a la reacción inversa, adversa, indeseada o secundaria producida por un organismo al retirar estímulos de diversa índole.

Se relaciona frecuentemente con el aumento rápido de peso que sucede tras retirar una dieta hipocalórica.

En poca palabra te está diciendo que las dietas hipocalórica no sirve para NADA. y es sorprendente este hecho porque si te pones a pensar, la mayoría de los especialista en el área de la nutrición lo único que recomienda a las personas obesas es realizar una series dieta hipocalórica que busque ayudarte adelgazar lo más rápido posible, y si no la acata a la perfección te terminan juzgando como una persona sin fuerza de voluntad, o que no pones de su parte para lograr adelgazar. Es cuando caes en cuenta que comienza entrar en un estado de culpabilidad emocional y comienzas a criticarte y juzgarte por lo comes y dejas de comer y en vez de adelgazar comienzas a comer el doble y sentirte triste y culpable, ya que terminas usando la comida como un salvavidas emocional.

Sé que te estarás preguntando, porqué sucede el efecto rebote entonces?

Y como todo en el mundo tiene su explicación científica en el año 1944 en Minnesota de los estados unidos de América se llevó a cabo un estudio muy interesante realizado por el doctor Ancel Benjamín Key. En donde participaron 32 voluntarios con una salud física y psicológica en óptimas condiciones.

el estudio se trató que durante 6 meses los 32 voluntarios solo comerían un promedio de 1.570 calorías (como la mayorías de las dietas milagrosa que existen actualmente) durante esos 6 meses solo se le proveyeron 1570 calorías con el fin de reducir el 25% de su peso corporal en poca palabra estuvieron en un efecto de semi hambruna.

Bueno para no hacerte el cuento muy largo el doctor Ancel observó unos cambios muy interesantes en esos 32 voluntarios, como:

1. la tasa del metabolismo de su cuerpo se redujo alrededor de 40%
2. comenzaron a tener una obsesión por la comida
3. tenían cambio de personalidad como por ejemplo mal humor y depresión

4. a veces comían muy rápido y en algunos días muy lento como si buscara que la comida le durará más tiempo en la boca

cuando llegó el final de los 6 meses de la dieta de 1.570 calorías se le permitieron a los voluntarios comer lo que ellos desearan y notaron algo muy interesante que el hambre que tenían era muy insaciable y que le costaba muchas veces parar de comer, la mayorías de los participante le tomó otros 6 meses normalizar su alimentación.

el doctor y los especialista colaboradores que participaron en dicho estudio llegaron a la conclusión de que los voluntarios tenían una necesidad psicológica y física de comer todo lo que no pudieron durante esos 6 meses, otro punto interesante que notaron es que los voluntarios inconscientemente tenían una necesidad de recuperar el peso que perdieron con la dieta.

esto te recordara más recuerdo de lo que crees, y también sé que te ha pasado, realizar cualquier tipo de dieta que trate o busque la forma de comer menos nunca te llevará al peso ideal que tanto desea y tampoco es la solución que tanto esperas, ya que una persona obesa está acostumbrada a comer más de las 2.100 calorías diarias que recomienda los "especialista" y cuando esa persona realiza dieta y come meno de lo que está acostumbrada entra en un estado de semi hambruna que a la final te llevará a la misma conclusión que el doctor Ancel Benjamin Key encontró en los voluntarios.

es risible este hecho porque desde que se realizó el estudio en el año 1944 y hasta fecha no hay ningún estudio científico en estos 76 años que demuestre que las dietas permitan a las personas mantener los kilos que lograron adelgazar con mucho esfuerzo, salvo una cantidad mínimas de persona que logran dicho objetivos.

LAS DIETAS MILAGROS TE "DEVUELVEN" MÁS KILOS

Las famosas dietas milagrosas esos planes alimenticios que te prometen muchos y se cumple muy pocos a quien no le han bombardeado la mente con esas publicidades engañosas de adelgazar 10 kilos en una semana o 20 kilos en tres meses, pero lo más sorprendente de todo es que sabemos que no es posible pero igual nos aferramos que suceda un milagro, es tal, nuestro desespero en perder esta grasa que necesitamos creer en algo urgentemente, necesitamos esa solución pero YA pero YA, y no nos damos cuentas que en vez de ayudarnos con nuestra salud terminamos perjudicándonos ya que la mayoría de estas dietas terminan causando problemas renales, cardiacos y sobre todo carencia nutricionales, estas famosas dietas que se basan mayormente en el consumo exclusivo de ciertos alimentos, son las que provocan el famoso efecto rebote o efecto yoyo cuando se dejan de realizar , no solamente se recuperan rápidamente los kilos perdidos sino que se adquieren muchos más.

Te he mencionado anteriormente que muchos expertos en el campo de la nutrición explican que al someter al organismo a una restricción alimentaria y a una pérdida de peso muy rápida, este reacciona como un termostato volviéndose ahorrador y economizando energía, en pocas palabras se adaptan a la escasez de alimentos gastando menos calorías con el objetivo de no quedarse sin reservas.

Lo más interesante de esto es que al dejar estas dietas y volver a tu alimentación habitual en tu cuerpo y mente suceden un cambio sorprendente a nivel mente-cuerpo, tu mente comienza ver la comida con euforia ya que se había restringido a tenerla y cuando te das cuentas comienzas a comer el doble de lo que normalmente lo hacías otro echo interesante es que tu cuerpo está en plan ahorrativo y gasta menos y todavía muchos se pregunta porque sigo estando obeso o porque tengo más kilos.

 Por otro lado, la mayor parte del peso perdido con estas dietas corresponde a agua y masa muscular. En cambio, el que se recupera más tarde el organismo lo almacena en forma de grasa por si viene otra época de escasez.

Efectos de las dietas milagro
El efecto rebote o el efecto yoyo no son los únicos problemas que tienen las dietas milagrosas si no que conllevan también a una pérdida de nutrientes y vitaminas esenciales de nuestro organismo, que provocan alteraciones del gusto así como ☐

También puede favorecer a enfermedades como la osteoporosis o los trastornos en la coagulación sanguínea por otra parte el déficit vitamínico (B1, B2 y B3 principalmente) puede provocar irritabilidad y lesiones oculares, cutáneas y gastrointestinales, entre otras.
También podemos mencionar que estas dietas empiezan a producir efectos psicológicos negativos que pueden desencadenar trastornos del comportamiento alimentario como la anorexia y la bulimia, además de generar

desequilibrios en el metabolismo de las personas.

Por este motivo las dietas milagrosas no solamente te ocasionan más obesidad si no que te destruye psicológicamente y emocionalmente, y ya no solamente tendrás que luchar con tu obesidad si no luchar con tus emociones.

4 EL IMPACTO PSICOLÓGICO DE LA OBESIDAD Y LAS DIETAS

Realizar dietas constantemente influye en el estado emocional de la persona que por ende afecta de gran manera la salud física, es por este motivo que al momento de realizar las dietas tiene un impacto en nuestra salud no solamente física si no psicológica, ya que El aspecto psicológico y el cuerpo humano están altamente ligados.

El estado emocional que ocasiona abandonar una dieta puede conducir a un estado depresivo que guiara a la personas a comer más y aumentar un sobrepeso del que tenía originalmente antes de empezar la dieta.

Sé que he repetido esta frase más de una vez pero privar al cuerpo de alimentos no solo te afectara en el peso si no que te causara episodios depresivos tristeza, desánimo, irritabilidad y los ataques de ira-agresividad, y eso que no he hablado del principal problema de este siglo XXI que es en el aumento de la ansiedad que se han ido incrementado en el estado psicológico de las personas obesas como también la perdida en el interés en las relaciones sociales y sexuales.

Restringirte la comida constantemente con dietas milagrosas afectara todo los ámbitos de las personas que la realicen, haciéndola más vulnerable a sufrir trastorno de la conductas alimentaria como la anorexia, bulimia o la ingesta compulsiva.

Estas fueron las palabras dicha por Sonia Duran psicóloga especialista en Trastornos de la Conducta Alimentaria, colegiada del Colegio Oficial de Psicología de Bizkaia.

En este sentido, la experta ha alertado de que "la obsesión por conseguir el cuerpo perfecto suele ser tan grande que se minusvaloran las consecuencias de seguir una dieta restrictiva inadecuada para el organismo".

Que quiero decir con todo esto que el que éxito de adelgazar no está en una dieta que se empieza de lunes a viernes y que al pasar los meses se deja a un lado. Que termine afectándote psicológicamente por no haber logrado con el objetivo que tenías previsto, la verdadera dieta se logra cambiando tu estado mental, tus hábitos, tu estado emocional y sobre todo cambiando tu programación.

No es lo mismo un régimen de alimentación que una dieta

Quiero aclarar un punto muy crucial en este libro y es que no es lo mismo una dieta que un régimen alimenticio, un régimen alimenticio es una nueva forma de vivir, es un nuevo estilo de vida un nuevo estilo de alimentarse. El régimen alimenticio es un cambio permanente que hacemos en nuestras vidas, Así que si deseamos cambiar nuestro aspecto físico de una manera permanente, debemos decidirnos a cambiar nuestros hábitos alimenticios y no seguir una dieta temporal.

Sé que sonara un poco chocante y estarás pensando quieres que cambie mi forma de comer, esto es una dieta pero no las dietas solo ayudan por poco tiempo, y una vez que se abandonan, la persona vuelve a ganar el peso que perdió y el estado depresivo de haber aumentado nuevamente el peso que con tanto sacrificio perdió, para lograr este régimen alimenticio te estaré guiando en este libro ayudándote a cambiar tu programación mental y ayudándote a cambiar también tus hábitos alimenticios, sin necesidad de luchar contra la marea..

OBESIDAD EMOCIONAL

He estado pensando mucho en la forma de redactar este capítulo de mi libro ya que es un tema complejo pero a la vez muy interesante, las mayorías de las personas que sufren de obesidad emocional quizás no sean consciente de ellos, ya que la comida funciona como un catalizador que ayuda protegerte de las tensiones emocionales de la vida.

Cuando una persona sufre de obesidad emocional, siente que esos kilos demás es su protección es como la sensación de estar a salvo de cualquier problema que le rodee, pero lo más interesante de todo esto es que cociente o inconscientemente tu cerebro comienza a enviar mensaje a tu cuerpo que la gordura es el mejor medio para protegerte.

La Obesidad Emocional y el Comer Emocional

Unos de los puntos más interesantes en que las personas mayormente se equivocan es no saber diferenciar entre la obesidad emocional y el comer emocional, el comer emocional se crea cuando has formado un estado emocional respecto a la comida puede ser tanto positivo como negativo, un claro ejemplo seria cuando eras pequeño y te premiaban con un dulce por buena conducta o, por el contrario, te lo retiraban cuando te portabas mal. En otras ocasiones, esa golosina llegaba en un momento de tristeza, tal vez en forma de postre como consuelo a tu aflicción. Desde la niñez el cerebro registra esa información y la integra en la vida cotidiana, y ya de adultos, nos premiamos o nos refugiamos en determinados alimentos.

El comer emocional podría, a primera vista, explicar por qué algunas personas están gordas, pero conozco a muchos comedores emocionales que disfrutan de la comida mientras que he visto personas con obesidad emocional sufriendo por ella, verla llorar porque no puede dejar de comer, una y otra vez, no poder mantener el control de su mente y emociones la gordura termina siendo ese refugio para esconderse del sufrimiento que esté pasando.

"Las persona ya no come en busca de nutrientes, sino para llenar vacíos afectivos."

Quiero que te detenga aquí y analices lo que acabas de leer las personas de obesidad emocional usan la gordura como una protección mientras la de comer emocional utilizan la comida como un estado de emoción positiva o negativa que quiero decir con esto, es inútil discutir cualquier tipo de estrategia para perder peso, si tienes razones mentales y/o emocionales por las que necesites estar gordo.

Que pasaría si le dijera a una persona que sufre de obesidad emocional que tengo el mejor sistema jamás creado y más sencillo del mundo para hacerla adelgazar, te apuesto que encontraría excusas tan ridículas con tal de no completar el programa porque, a un cierto nivel, la necesidad de estar gordo cumple una función muy importante en su vida.

Diferente tipo de Obesidad Emocional

Abusos Mentales y Emocionales: normalmente las personas que controlan, interrogan y dominan son formas de violación de tu "espacio" mental y emocional. Cuando te vez envuelto en este tipo de situación en el trabajo o en tu casa las personas tienden a usar la gordura como una forma de protección. Quiero darte un ejemplo con una personas muy allegada a mi vida el señor Carlo tenía un socio que respetaba mucho pero que tenía un gran defecto era una persona muy explosiva cada vez que comenzaba cualquier discusión sobre su trabajo se convertía en un energúmeno y el solo soportaba ese abuso sin atreverse en algún momento de su vida en afrontarlo solo se quedaba sumiso esperando que pasara la tormenta, el en su desespero inconscientemente comenzó usar la gordura como una forma de crear una distancia entre los dos en esencia, se escondía dentro de su cuerpo. En pocas palabras su mente entendió que entre más gordo fuera menos amenazador parecía él.

Abusos Físicos y Sexuales: en este caso es muy parecido el abuso físico al abuso emocional, la gordura es utilizado como un escudo entre el abusado, y el abusante. En pocas palabras la grasa es utilizada literalmente como un escudo contra el abusador, se han podido ver casos sexuales en donde las personas que están siendo abusada llegan estar lo bastante gordo, que el abusador pierde todo interés de la víctima por su sobrepeso.

En una oportunidad un amigo psicólogo me conto historias muy triste de niñas que han sido abusadas y de cómo, una vez llegaron estar muy gordas, para protegerse del abusador. En estos casos podemos decir que la obesidad las protegió realmente, pero por desgracia también dejó una huella muy fuerte en su estado emocional, mental y también física.

Ocultarse del Mundo: Es interesante saber que el miedo no solamente te puedo hacer engordar si no también adelgazar, en una oportunidad pude presenciar una entrevista muy interesante sobre una persona que sufría de anorexia en la cual decía textualmente, que quería hacerse invisible para el mundo. Sentía que, si era tan pequeña como fuera posible, la gente no la vería. En esa noche me acosté pensando en esa entrevista y sentí un click en mi cabeza en donde pude asociar que no solamente hacerte flaco te hace invisible, si no que estar gordo también actuaría como una forma de ocultarte del mundo.

Creo que un claro ejemplo de esto sería como el caparazón de una tortuga que es usado para protegerse del peligro que lo rodean, es interesante saber que las personas actúan de la misma manera para protegerse de aquello que lo está estresando usa la gordura como excusa de hacerse menos visible para el mundo, por este mismo motivo todo depende de cómo tu mente reaccione y pueda traducir la necesidad de ocultarse ya que algunas personas tendrán la necesidad de hacerse más flaco y otras de estar lo más gordo posible haciendo que tenga obesidad mórbida.

Estar grande te hace fuerte: como dice el titulo estar grande te hace más fuerte esta es una de las afirmaciones más usadas por los niños ya que subconscientemente asocian que si eres grande eres el jefe, es como sentirse importante. Es como tener un papel de autoridad dentro de sus círculos, pero esto no solamente afecta a los niños si no también como por ejemplo a los policías que se sienten no solamente protegido si no también creándole una ilusión de autoridad.

Autocastigo: Unas de las formas más interesante de la obesidad emocional es la de castigarnos, porque inconscientemente estamos saboteándonos de no ser dignos del éxito, de tener un cuerpo hermoso, del amor o del respeto de los demás o de nosotros mismo.

Estar furioso con nosotros mismo o sentirnos que no nos gustamos es una manera de poder autoinfligirse un castigo, para no poder sentirse tan culpable de aquello que lo aqueja.

Rebelión: Una de las formas en que también se puede manifestar la obesidad emocional es mediante la rebelión personal que puedas tener por la constante crítica sobre tu salud, un claro ejemplo de esto sería tu familia que este constantemente agobiándote con el peso corporal de tu cuerpo, estar todo el día criticándote de lo que comes y dejas de comer, terminamos usando la gordura como un medio de rebelarse y afírmate que tú eres quien te gobierna tu eres el que tiene el control de tu vida, por este motivo en el momento en que quieras adelgazar tu cerebro ya ha realizado una asociación interna de que estar flaco es perder el control y estar gordo es tener el control.

Es como tener un rencor interno que no te dejara adelgazar, porque si lo hicieras estarías dándole la razón a todos aquellos que te estaban criticando, por este mismo motivo me molesta cuando alguien comienza a obligar a una persona a perder peso como los esposos a sus esposas criticándole constantemente que necesitan adelgazar, yo pienso que hay muchas mejores maneras de llevar el mismo mensaje que quieren dar pero con menos autoridad, ya que si queremos adelgazar verdaderamente necesitamos desearlo nosotros mismo como individuo y no imponérnoslos otra persona.

No ser atractivo: Este tipo de obesidad emocional, siempre fue una de mis preocupaciones más enterrada en mí subconsciente, déjame contarte un poco mi historia para que puedas ver con mucha más claridad lo que quiero transmitir, nací siendo, el mayor, de 3 hermanos, muy unidos y criado de la misma forma, mis dos hermanos menores siempre se llevaron las miradas de todas mis familia, aparte que eran guapos, era muy atlético, mientras que yo siendo el obeso de la familia me sentía cada día menos atractivo, todo esto me llevo a esconderme en mi gordura como una forma de ser invisible en los ojos de mi familia.

Por este mismo motivo cada vez que comenzaba una dieta, siempre terminaba dejándola o nunca adelgazando lo que esperaba, y si por algún motivo lograba adelgazar siempre recuperaba los kilos que perdía y en algunas ocasiones terminaba siendo más gordo de lo que estaba, si eres una personas que está saboteándote constantemente por el atractivo de tu persona o en el peor de los caso comparándote con otras personas puede ser que se te haga difícil de superar la obesidad sé que te estará preguntando y como lograste superar este problema muy fácil un día practicando las técnicas que vas a conseguir en este libro pude ver con claridad porque todavía me estaba esforzando por adelgazar, desde ese día en adelante la programación de mi subconsciente empezó a cambiar y con ello mi cuerpo.

La obesidad Como una Excusa: las personas también pueden utilizar la obesidad como una forma de excusarse de cualquier conflicto que tenga sobre una actividad, esto lo podemos ver muchos en personas que piensas que el sobrepeso es un problema que lo limita a realizar cualquier diligencia, como ejemplo, personas que piensan que por ser gordo nunca podrán tener una relación, en pocas palabras utiliza la gordura como una excusa para no enfrentar el verdadero problema que lo aqueja, se le hace más sencillo culpar la obesidad que hacerle frente a las dificultades que creen tener , si eres una de estas personas, tendrás dificultades verdaderas para adelgazar ya que estas utilizando el peso para huir de los conflictos incomodo de tu vida, mientras tengas estas creencias arraigada en tu subconsciente hagas lo que hagas siempre tendrás obstáculo que superar para adelgazar.

Obesidad por traumas: tenemos que saber que cualquier trauma en especial si es grave, puede provocar que encontremos el mundo como un lugar inseguro y que tenga como resultado un efecto emocional que provoque la obesidad.

Tenía un amigo que yendo a su universidad se sintió muy mal esto llevo que se desmayara, cuando salió del hospital lo único que quería hacer durante los días siguientes era comer, y estar todo el día en su casa, tenía miedo a salir y que se desmayara de nuevo, todo esto duro alrededor de 7 meses, en donde aumento el doble de su peso corporal, al final de todo esto tuvo que buscar ayuda psicológica para combatir su ansiedad, pero también tuvo como resultado que su gordura no parara fuera un hombre obeso, por este motivo el divorcio, la pérdida de empleo, incluso presenciar el trauma de otras personas, puede ser causa de obesidad emocional.

LOS HÁBITOS Y LA COMIDA

Antes de comenzar con este capítulo me gustaría primero citar la definición de hábitos, según https://es.wikipedia.org " Los hábitos En las ciencias de la salud, en particular a las ciencias del comportamiento (la psicología), se denomina hábito a cualquier conducta repetida regularmente, que requiere de un pequeño o de ningún raciocinio y que es aprendida, más que innata " en pocas palabras los hábitos es el comportamiento repetitivo que realizas consciente o inconscientemente una persona, en el área de la alimentación tenemos muchos hábitos, que no nos ayudan a lograr nuestro objetivos a la hora de adelgazar, permíteme nombrar algunos de ellos para que tenga algunos ejemplos:

- **Saltarse la comida:** he querido nombrar este hábitos como el primero porque es el que más caen las personas obesas, piensan que si saltan el desayuno o la cena lograra adelgazar más rápidamente, no hay una mentira más grande que esta, hay muchos gurús que se aprovechan de esta ignorancia colectivas para vender infinidades de cursos y manuales milagroso que te ayudaran adelgazar en varias semanas, quizás tu eres un lector que has realizados estas dietas y hayas perdidos varios kilos y dirás pero si lo hice y a mi me funciono SEGURO QUE TE FUNCIONO si fueras así no hubiese comprado este libro buscando la manera de ayudarte en adelgazar.   Según **Italo Grottini**, entrenador y nutricionista de la marca Nutratech, asegura que **"si te saltas las comidas, junto con la restricción de calorías, tendrás antojos. Y cuando caes ante esas tentaciones, se produce un alza de azúcar en la sangre"**. En pocas palabras no solo estas tirando tus esfuerzos para adelgazar sino que además estas aumentando el riesgo de sufrir enfermedades crónicas como la diabetes o enfermedades fulminante como el infarto. Y si todavias no sigues convencido puedo nombrar otro estudio realizado por el sitio online https://www.abc.es/ de la revista **"Public Health Nutrition"** en donde dice textualmente **"los adolescentes que desayunan poco o nada tienen un 68% de posibilidades de desarrollar síndrome**

- **Consumir alimentos dietético, light, o saludables en exceso**: unos de los hábitos que se están expandiendo más rápidamente en este siglo XXI y sobre todo en estas últimas décadas en adelante, es que si usted compra y consume todos los productos light o "saludable" del mercado, tendrás una mejor salud ya que si lo dicen las etiquetas, entonces debe de ser verdad. Pero lamentablemente esto no es así, ya que los alimentos que indican en el etiquetado información como '**bajos en grasas**' o 'light' no significan que no contengan dichos ingredientes. Para ser más preciso estos tipos de productos

- lo único que han desarrollado es poder reducir el 30% respeto a los productos convencionales. Asi que no tenemos que seguir pensando que son más saludables, o que son más bajos en calorías con referencia a los demás productos del mercado. Las personas que están haciendo dietas normalmente piensan o tiene las creencia que si consume estos productos no tendrá un efecto negativo en la salud o en el peso, así que te recomiendo que dejes de consumir todos estos producto que lo único que hacen es crear una falsa ilusión, que te llevan a un peligro mucho mayor como la falsa sensación de seguridad de que si los consumes no tendrás un efecto negativo, pero lamentablemente es todo lo contrario ya que las personas se vuelven adicta a ellos y comienzas a consumirlos tanto que terminan contribuyendo a la obesidad, pero no te sientas mal por tener estas creencia ya que esta Esta idealización es el resultado de diversas campañas publicitarias impulsadas por la industria alimentaria, que te hacen creer que consumir algo light te hace bajar de peso, estar más sano y ser feliz, por este mismo motivo si tienes el hábito de consumir estos productos pensando que no te hacia engordar o que no afectaba tu salud te recomiendo que comience a cambiarlo por unos que de verdad te ayuden como es el consumo de verduras , hortalizas y frutas.

- **Comer rápidamente:** este es uno de los hábitos en donde las mayorías de los especialistas dejan a un lado, he visto muchos nutricionista hablando de las necesidades de consumir más cantidad de ciertos alimentos, o de no mezclar ciertos componentes, o en donde ellos más se especializan en restringir las cantidades de comidas durante la cena o en el desayuno pero jamás lo he visto hablando sobre la velocidad en que los paciente ingiere la comida, en esta época en donde los seres humanos se han vuelto preso de su trabajo o de sus hogares han provocado que la hora de la comida se reduzcan a unos simples minutos, trayendo como consecuencia el riesgo de obesidad, diabetes hipertensión, niveles elevados de triglicérido, etc.

Hemos convertido el tiempo de comer lento, como un lujo que muy pocos privilegiados merecen sin embargo es necesarios poder consumir los alimentos de forma correcto para poder tener una salud agradable, ya que consumir **alimentos de manera veloz**

Puede incrementar hasta cuatro veces el riesgo de síndrome metabólico, una de las principales causas de la obesidad a nivel mundial, Al comer velozmente tu cerebro tarda en registrar registrar que ya estamos satisfechos, es decir, que ya no existe apetito por este mismo motivo siempre que tengo oportunidad de conocer a una persona obesa una de las principales recomendaciones que le doy es aprender a comer lentamente ya que si queremos de verdad tener un cambio de vida necesitamos aprender lo

Principal saber comer ya que no lo digo solamente yo si no muchos médicos y estudios que saben las consecuencia de todo esto permíteme citar una frase del doctor **Takayuki Yamaji.**

« "Cuando las personas comen muy rápido, tienden a comer en forma exagerada porque no se sienten llenas. Comer rápido causa, además, fluctuaciones en los niveles de glucosa que pueden llevar a la resistencia a la insulina lo que conduce a la diabetes"»

Te he mostrado solo tres ejemplos de muchos habitos que están actualmente cometiendo las personas, no solamente obesa si no también personas que aparentan estar muy saludable, por este motivo te invito a poner de tu parte el esfuerzo para lograr cambiar estos habito y adoptar otros más saludable, sé que todo esto no es fácil pero aquí te daré uno paso que te ayudaran no solamente a cambiar los hábitos de la comida sino también otros hábitos que quieras cambiar.

- **Paso 1 Identifica lo que quieres cambiar:** lo primero que debemos hacer es reconocer aquellos hábitos que no están perjudicando para poder comenzar a cambiarlo, por este motivo la mejor forma de lograr esto es, escribiéndolos en un papel o mejor todavía en digital, con esto podemos lograr una forma de que no olvidemos y que además visualicemos físicamente fuera de nuestra cabeza.

Te recomiendo que tomes unos días o mejor todavía una semana para que medites detalladamente aquellas acciones o actitudes que desees cambiar, y así proceder escribirlo en tu lista, seguramente tendrás más de dos opciones que quisieras cambiar, teniendo como consecuencia una larga lista, el gran problema de esto, es que las listas largas son como un laberinto de estrés ósea que nunca se hacen y nunca se llegan a cumplir, Por ejemplo toma la lista de 20 cosas a cambiar y divídela en 4 listas de 5 cosas a cambiar. Sí, es verdad que tienes el mismo volumen, pero empezar por una lista pequeña te motiva porque verás mucho más progreso.

Ok ya teniendo tu lista pequeña debemos ahora pasarla en formas de propósito y en tiempo presente, ya que esto es una pequeña estrategia para obligarte a tomar acción ya que si lo estuviéramos redactando en futuro tu cerebro no actuaria de la misma forma que si lo estuvieras redactando en forma de presente por ejemplo:

«Como más chuchería que vegetales» -> "Hoy como mucho más vegetales»

"No hago nada de ejercicio" ->"Hoy comienzo a hacer ejercicio"

"no tengo tiempo para almorzar"->"tengo mucho tiempo para almorzar"

Todos estos hábitos negativo que tienes en tu vida con este simple ejercicio se comienza a transformar en metas en donde tu cerebro con la repetición continua comienza a prestar atención y cuando menos te lo esperas llegaran nuevas ideas para encontrar tiempo para comer tiempo para hacer ejercicio tiempo para disfrutar de la vida etc.   Lo importante de todo esto es comenzar a tomar acción yo me doy cuentas que las mayorías de las personas cuando comienzan una dieta no tiene un objetivo claro o mejor dicho una meta si no que comienzan con la esperanza de adelgazar tanto kilos en una semanas pero nunca logran visualizarse o centrarse en acabar con todos esos hábitos que no lo dejan progresar a un nuevo cambio.

- **Paso 2 Haz tus metas lo más específico que puedas:** ok si has llegado hasta aquí es porque ya deberías haber armado tu lista, con los propósitos (metas) a cambiar si todavía no lo has hecho no te preocupes, en la parte práctica del libro, estaré recordándote todo esto, lo importante es que aprendas cómo hacerlo correctamente, teniendo ahora tu lista con las metas con las que deseas empezar debemos proceder ahora transformar esas metas, a metas más específicas.
Cuando las metas a realizar son muy generales en lugar de ser específicas nuestra mente comienza a sabotearnos con tal de no lograr este cambio ya que la programación de nuestro cerebro toma esto como algo fuera de su zona de confort, y que pasa si nos proponemos una metas y no se logra alcanzar comenzamos a sentirnos derrotados incluso si hemos logrado avance igual renunciamos a seguir, por este motivo es tan importante transformar estas metas a metas más específicas.

Por ejemplo:

- "Hoy como mucho más vegetales"
- "Hoy comienzo a hacer ejercicio"

Son metas muy buenas pero **NO SON ESPECÍFICAS**:

- "Cada tres horas como una merienda de vegetales"

- "Cada día me despierto 15 minutos antes para salir a correr 10 minutos"

Estas metas son **ESPECÍFICAS** y lo mejor es que son **ALCANZABLES.**

Ahora que te mostré unos ejemplos te toca a ti colocar tus metas lo más específico que puedas tranquila si no sabes cómo hacerlo todavía, estas preguntas te podrán ayudar:

- ¿Qué parte específica y simple puedo comenzar a realizar ahora mismo?
- ¿Qué acción se me facilitaría más para empezar?
- ¿En qué momento del día (hora) estaré realizando esta acción?

- **Paso 3 crea tu plan de acción:** en este momento ya contamos con unas metas específicas que tenemos que realizar para ir cambiando nuestro hábitos pero como dice el refrán

"Una meta sin plan es solo un deseo"

Por este motivo ahora necesitamos crear nuestro plan de acción, para ir progresando con nuestros objetivos, todo esto tiene la finalidad de crear ciertas estrategia para ir logrando esas metas y evitar que encuentres excusas para no realizarla ya que con esto estamos obligado a cumplirla, pero también sé, que, cada personas tienes diferentes rutinas, por lo tanto te quiero explicar de la forma más fácil y especifica de como diseñar un plan de acción para solucionar el problema. Normalmente para llegar hasta aquí ya teníamos que haber logrado realizar los pasos 1 y pasos 2 que se centra en específicamente en responderte las siguiente preguntas

- Paso 1 ¿Cuál es el problema? Aquella acción (hábito) que quiero cambiar de mi vida
- Paso 2 ¿Cuál es la solución? Hacer una propuesta de cambio
- Paso 3 ¿Cómo?…

Exacto la gran pregunta es el **como** como realizo el paso 3 para cambiar los hábitos que existe en mi vida y para esto solo tengo una respuesta y es que solamente tenemos que diseñar un plan de acción y en esto tenemos que enfocarnos muy bien por este motivo te voy a explicar con los ejemplos anteriores que veníamos trabajando:

- Meta: Cada tres horas como una merienda de vegetales"
- Plan de acción : "comprare y preparare meriendas de vegetales para comerlo a los días siguientes »

- Meta: "Cada día me despierto 15 minutos antes para salir a correr por 10 minutos"
- Plan de acción: "Preparo la noche anterior mi ropa deportiva para salir a correr 10 minutos por la mañana"

Estos son solo pequeños ejemplos de plan de acción que puedes aplicarlo en tus metas específicas.

Pero lo mejor de todo que para realizar un plan de acción solo te hace falta creatividad, no tenga excusa para no realizarlo porque muchas veces tenemos muchas imaginación para excusarnos pero nunca tenemos imaginación para lograr las metas.

- **Paso 4 recuerda tus metas:** Como mencione anteriormente en la vida diaria de unas personas estamos continuamente realizando muchos hábitos buenos y malos. pero el punto principal de todo esto, es que es procedida por un recordatorio, que puede ser activado por una imagen un sonido u objeto etc.

Por ejemplo normalmente tenemos la costumbre: **que ante de salir de casa hay que apagar las luces** esto lleva como consecuencia a recordar que **necesitamos tomar las llaves de la casa** en pocas palabras solo el hecho de apagar las luces te ha hecho recordar un habito que tu considera importante si todavía no me captas la idea déjame y te doy

Otro ejemplo:

- **Acción por costumbre:** *Como chocolate en la oficina*

¿Qué me recuerda hacer esto?

- **Ver los chocolates en mi escritorio**

Más ejemplos:

- **Acción por costumbre: ver televisión cuando llegue del trabajo**

¿Qué me recuerda hacer esto?

- **Comer ese dulce que me encanta**

Por lo tanto por cada acción que realices desencadenara un hábito existente que lo podemos realizar consiente o inconscientemente. En pocas palabras vamos a usar este método para ir incorporando nueva acciones en nuestra vida.

Otro punto a tratar es el recordatorio ya que es esencial para crear nuevos hábitos si logras crear un recordatorio efectivo lograras instaurar un nuevo hábito en tu rutina con mayor facilidad, porque no habrá forma de olvidarlo.

¿Cómo elijo un recordatorio para mis metas específicas?

Los recordatorios pueden ser acciones o costumbre que ya esté realizando durante el día día de tu vida pero también puede ser aquellos objeto o imágenes que te recuerden a realizar tu plan de acción.

¿Te acuerdas de los ejemplos anteriores?

- Meta : "Cada tres horas como una merienda de vegetales"
- Plan de acción : "comprare y preparare meriendas de vegetales para comerlo a los días siguientes »
- Recordatorio: "Pondré una alarma en el móvil cada tres horas" O también puede ser pondré una imagen en el fondo de pantalla de mi teléfono en donde cada vez que lo vea me recordara las meriendas
- Meta: "Cada día me despierto 15 minutos antes para salir a correr por 10 minutos"
- Plan de acción: "Preparo la noche anterior m ropa deportiva para salir a correr 10 minutos por la mañana"

- **Recordatorio: "Dejo mis cosas preparadas en la puerta de la habitación para que no pueda salir sin verlas"**

El objetivo principal de este paso es crear un recordatorio EFECTIVO para que logres realizar la acción y llegues a la meta con mayor facilidad.

- **Paso 5 La constancia es la clave para lograr las metas:** para mi está es la clave del éxito para todas las metas que quieras realizar, no solamente en el área de comida si no en cualquier aspecto de tu vida, ya que es la única forma de poder lograr nuevos hábitos, por esto es importante repetir la acción tantas veces hasta que se vuelva automática en pocas palabras la CONSTANCIA es la clave.

- **Paso 6 hay que festejar nuestro avances:** después de haber estudiado y realizado los pasos anteriores para lograr hacer el proceso completo, no me queda mas nada por decir que tenemos que festejar nuestro avances ya que esto nos ayuda a sentirnos cada día más emocionado/a , y motivada a continuar con nuestras metas, y como reza el dicho.

"Nuestra recompensa se encuentra en el esfuerzo y no en el resultado"

Por lo tanto hay que seguir esforzándonos hasta lograr el resultado, he mencionado anteriormente 2 pasos esenciales para lograr nuestras metas:

1. Realizar el plan de acción
2. Cumplir la meta especifica TODOS LOS DÍAS

Pero no tenemos que menos preciar otro paso esencial como es festejar nuestros avances. Por este motivo Cuando logres realizar correctamente tu acción diaria, dedícate inmediatamente después un aplauso, una sonrisa o unas palabras a ti mismo.

Aunque crea que estas acciones insignificantes no merezcan la importancia que tú creas te equivocas, ya que las recompensas positivas, de una sonrisas o aplausos activan dentro de tu cerebro hormonas adictivas que traen muchos beneficios para tu cuerpo y mente como por ejemplo el aumentos de confianza en ti mismo que mantiene la motivación para seguir siendo constante.

.

MENTE-CUERPO 2 PUNTOS ESENCIALES PARA ADELGAZAR

Las mayorías de las dietas que realizan los especialistas solo se centran en lo físico, pero resulta que también existe el aspecto psicológico, ya que el cuerpo se componen de dos puntos esenciales. Como es la mente y el cuerpo, que están constantemente en comunicación. El ser humano no se ha podido dar cuenta todavía que la mente es tan poderosa que puede manejar todo su sistema bioquímico, solo cambiando algunos pensamientos.

El psicólogo Stephen Gullo en la década de los noventa en Manhattan, Estados Unidos desarrolló un sistema innovador para lograr que las personas pudieran adelgazar, su proyecto se centró principalmente en poder seguir una serie de instrucciones que enseñara a las personas, mantener el control de la comida, y todo esto fue posible enseñando unas series de técnicas psicológica que ayudara a las persona a tener una mejor comprensión de lo que comes y desea comer.

Un ejemplo de esto serian la preguntas devastadora, estas

preguntas tenía como finalidad que las personas aprendieran a decir que NO, y asi evitar comer en exceso, en su libro The thin commandments diet el describe que estas pregunta fue unos de los pilares fundamentales de su éxito, porque las personas pensaba dos veces a la hora de comer de más.

Un pequeño ejemplo de estas preguntas sería:

1. ¿está segura de que quiere comer eso?
2. Lo que está hoy en mis labios estará mañana en mi cadera"
3. ¿aceptaría recibir órdenes de una galleta?"

Cuando leía esto me pareció muy interesante porque fue un proyecto muy innovador, pero como todo en el mundo no es perfecto, me pregunte qué pasa con esas personas que se cohíben de comer algunas galletas, pizzas etc, pues algunos de esos pacientes se privan tanto de lo que más le gusta que a la final van hacer propenso a perder dicho control y cuando eso suceda ten por seguro que caerás en el efecto rebote, por estos motivos pienso que el principal problema de la obesidad está centrado en la mente.

ya que las mayorias de los expertos que diseñan las dietas se concentran demasiado en los alimentos y han subestimado el rasgo principal de los "glotones" que es su estado emocional y mental, estos expertos parecen robot solo te escriben en un papel

Los alimentos que puedes y no puedes comer, pero si te

pones a pensar, la mayorías de las personas sabe muy bien eso, te imaginas pasar toda tu vida contando calorías, y a la final tener esos 10, 15, 20 kilos de más, a mi parecer no es la solución porque su estado mental está programado a tener eso kilos de más.

Solo cambiando tu patrón de pensamiento vas a poder ver un cambio verdadero, déjame darte un pequeño ejemplo para que me entiendas mucho mejor

Imagina Alejandra ella es una mujer con unos 15 kilos de sobrepeso desea con todo su ser, lograr adelgazar, así que comienza un estricto entrenamiento dietético con un nutricionista que le dice vas a comer esto la primera semana después esto la siguiente y asi el proximo mes etc.

Para darle más fuerza a su deseo se inscribe en un gym. Alejandra comienza un lunes en la mañana toda motivada hacer su rutina con la finalidad de perder esos kilos.

Pasa el primer mes   logrando adelgazar 4 kilos, todavía estando con la motivación inicial pero no con la misma intensidad que para el segundo mes y pierde otros 4 kilos mas.

Pero comienza ocurrir un echo extraño, Al tercer mes comienza su estado mental a fatigarse y empieza un proceso rotativo de volver a recuperar esos kilos, que está perdiendo porque su mente y cuerpo asume que algo mal, le está pasando y de pronto le comienzas a venir pensamiento fuertes de antojos como chocolate, hamburguesa, hot dog, etc.

Aquí muchas personas de caen y se olvidan de la dietas pero otras con una mayor fuerza de voluntad lo evita a toda costa, y resulta que comienza la lucha interna de su mente consciente de perder peso y del otro lado de la moneda su mente inconsciente de recuperarlo trayendo como consecuencia un solo ganador y adivina quién es el ganador.

Así que el principal problema de los obeso no es la comida si no su estado mental, no sé si ustedes han conocido a esas personas delgada que comen lo que deseen y nunca engordan unos de estos caso son mis hermanos desde pequeño han podido disfrutar de toda clase de comida y nunca sufrir de obesidad si no al contrario tratan de engordar y nunca han podido hacerlo, y todo esto se debe que su mente inconsciente está programada para mantener esos kilos que ella considera aceptable.

te he hablado que el principal problema de la obesidad se trata de la mente y puede ser que te estará preguntando y como logro adelgazar, pues muy fácil aquí te enseñare una series de instrucciones que te ayudara a romper esos patrones mentales como pude yo, que logre de pasar de un estado de sedentarismo a ser hombre que está constantemente haciendo ejercicio y sobre todo que hacer dieta no es un problema porque se ha vuelto en mi estilo de vida.

CÓMO FUNCIONA EL SUBCONSCIENTE

Para mi este es uno de los capítulos más importante de este libro ya que el subconsciente es esa parte del cerebro en donde cada uno de nosotros guarda toda la información de nuestra vida, como son nuestros miedo, nuestras acciones diarias etc. pero lo más importante en nuestro caso nuestra programación física como es nuestro peso, nuestros gustos , nuestros antojos etc. , pero ante de profundizar en estos temas me gustaría primero que sepas lo básicos de nuestro subconscientes ante de ir a tema principal ya que esto te ayudara mucho mejor a entender lo que te quiero expresar.

Que es el subconsciente: ok primero que todo para poder yo explicar este concepto voy a utilizar una metáfora muy usada por experto en estos temas, el subconscientes se puede definir metafóricamente como si fuera un iceberg, en donde la conciencia vendría siendo la punta más alta (ósea que es visible), por lo tanto el subconscientes o inconscientes vendría siendo la parte más baja que se encuentra debajo de la línea de flotación, en pocas palabras no la podemos ver aunque tenemos la certeza que está ahí, ya que es la base del iceberg.

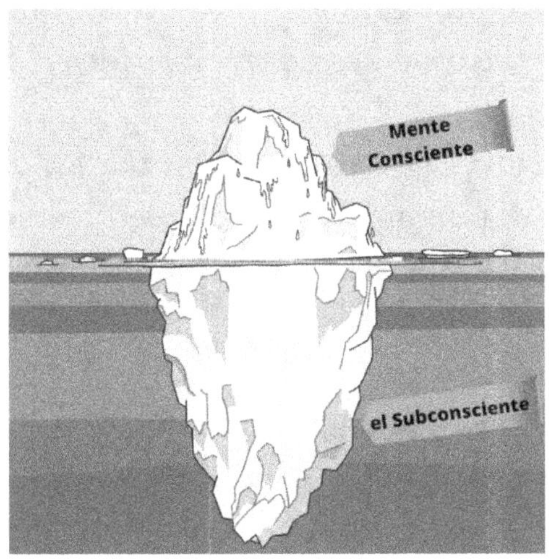

El subconsciente o inconscientes es un término original del psicoanálisis y se refiere a **todo aquello que tenemos guardado** o almacenado debajo de nuestra propia consciencia, en pocas palabras es todo aquellos que está escondido y no lo podemos ver a simple vista es como la metáfora anterior del iceberg, por lo tanto es la razón del porque se le hace tan difícil a las personas acceder a esta información.

Normalmente cuando se comienza a estudiar o leer estos temas siempre nos preguntamos o tenemos la duda de saber qué ¿tipo de información guardamos en nuestro subconsciente?

Esta es una pregunta que tiene una respuesta muy amplia ya que el subconsciente registra toda la información referentes de nuestra vida ahí podemos conseguir información almacenada que suele contener tus miedos, deseos reprimido, experiencia traumática pero también nuestro gustos, nuestro pesos , nuestra creencias y muchas cosas más que de manera consientes no tenemos ideas.

Cómo funciona el subconsciente: que difícil para mi responder esta pregunta, porque quiero expresarme, lo más claro posible que pueda, y no agobiarte con palabras técnicas que terminen fatigándote.

 Nuestro subconsciente funciona como un emisor de mensaje que procesamos a nivel consciente en pocas palabras el subconsciente comienza una búsqueda detallada de los archivos almacenado durante nuestra vida que activan cierto patrones de comportamiento sin que seamos conscientes de ello, por este motivo a veces tomamos decisiones en nuestro día a día que están sumamente influenciadas por nuestro subconsciente, aunque parezca que las tomemos de manera consciente.

El subconsciente funciona como si fuera un programa de ordenador, que hemos estado almacenando a través de los años con nuestra experiencia que está compuesta por (creencias, pensamientos, ideas etc.) por este motivo a veces provoca que nos inclinemos más hacia una decisión que hacia otra. Pero no todo es tan malo porque en ocasiones nuestra mente subconsciente está en resonancias con nuestros deseos y llegamos a tomar decisiones que realmente deseamos. Y en otras ocasiones NO, ya que es tanta la información negativa que se encuentra almacenada a los largos de los años, que terminamos saboteando nuestras propias decisiones.

Porqué el subconsciente es clave para Adelgazar: ya te he mencionado anteriormente, que es el subconsciente y como funciona pero ahora quiero explicarte un poco como el subconsciente te puede ayudar adelgazar y obtener el cuerpo que tanto desea, imagínate esto según algunos experto en esta materia considera que la mente consiente de un ser humano es alrededor entre el 5% y el 10% y que tu mente subconsciente esta entre el resto 90 y 95 %, en pocas palabras tu mente inconsciente es el que está decidiendo en cada momento tu vida.

La mente consciente es la mente lógica analítica y racional de tu vida, es como el jardinero que está labrando la tierra para sembrar, en donde las semillas son esa idea o experiencia que se están sembrando constantemente las 24 horas del día a veces puede ser buena y otras veces puede ser mala, en pocas palabras tu mente consientes es la que está leyendo toda estas información mientras tanto está analizando si esta información en verdad es valiosa o no. Mientras que tu mente inconsciente también esta almacenando toda esta información esperando que hacer con ella si de verdad es algo relevante para tu vida ella era una asociación emocional y si no lo es quedara como un recuerdo olvidado.

Desde hace muchos años tu mente subconsciente se ha estado llenando de todas tus vivencias donde contiene todos Tus recuerdos, asociaciones emocionales, tus gustos tus juicios de valores y hasta tu personalidad, otra diferencia interesante entre la mente consciente y tu mente subconsciente es que la mente subconsciente es capaz de guardar todos tus recuerdos desde el momento que abriste los ojos, mientras tanto la mente consciente está más diseñada para guardar todos tus recuerdos entre las 24 y 48 hrs un claro ejemplo de esto, es que si te preguntara ¿ qué desayunaste hace 9 días atrás? Es prácticamente imposible saberlo, no voy a dar por sentado que es totalmente imposible ya que hay caso de personas que han nacido con el don de la memoria fotográfica pero la mayoría de la población mundial no va saber responder, ya que tu mente consciente no está diseñada para guardar información a largo plazo, pero es

Totalmente diferente tu mente subconsciente ya que en ella se guarda hasta cuantas veces masticaste para comerte el desayuno.

Pero no todo es tan malo ya que normalmente el ser humano aprendemos a veces de repeticiones cuando se repites algo las suficientes veces, pasa a formar parte del subconsciente por ejemplo cada vez que alguien aprende a manejar un auto sincrónico nuestra mente lógica comienza una serie de repeticiones sobre cada movimiento que debe realizar para poder utilizar el automóvil eficazmente debemos aprender cuando cambiar de velocidad, como sacar el embrague , como recortar , estar pendiente de las señalizaciones de la carretera, de los retrovisores etc. Es una infinidades de mecanismo que debemos realizar para aprender a conducir un coche sincrónico, pero lo interesante es cuando realizamos todas estas maniobra una y otra vez la mente subconsciente comienza a ocuparse de todos estos movimiento para poder liberar la mente consciente. Y así poder seguir aprendiendo nuevas informaciones, Entonces así es que aprendemos a bases de repeticiones que terminan convirtiéndose en hábitos que terminan convirtiéndose en realidades en tu mente subconsciente.

¿Dónde está el peligro? el peligro de todo esto es cuando aprendemos aquellas cosas malas por ejemplo cuando creces viendo una conducta no deseada en tu casa como el padre maltratador la mama alcohólica o esa niña que crece viendo como su padre es infiel una y otra vez y termina aprendiendo que todos los hombres son así y se pasa toda la vida reforzando lo que ya existe en el subconsciente y cuando entre alguna idea nueva que refute lo que ya ha aprendido se suele rechazar como si no fuera cierto o no lo prestamos atención, Pero cuando nos encontramos con esa información que coincide con lo que nosotros ya creemos o que sabemos Entonces le prestamos toda la atención del mundo porque reafirma nuestra identidad reafirma lo que nosotros ya creemos y comienza una y otra vez a repetir afirmaciones como **todos los hombres son infieles , el hombre no puede vivir con una sola mujer** etc. Esta realidad paso ser parte de su vida que por ejemplo al momento de ver alguna noticia sobre la infidelidad de una pareja su mente le presta toda la atención del mundo pero si llega a ver una noticia de un hombre que es Leal o feliz con su mujer, comienza a rechazar todas estas ideas afirmándose que eso no es verdad todo es una mentira o su mente ya no le va a prestar atención.

Y adivina que así es nuestro comportamiento con nuestra comida ya que es uno de los hábitos más viejo que tiene el ser humano por ejemplo cuando éramos pequeños nuestras madres, nuestras abuelas cuando nos querían dar un premio o hacernos sentir bien, por algo, normalmente nos daban nuestra comida favorita, creando una asociación entre emociones positivas o negativas y al pasar de los años cuando seamos adultos y estamos en un momento de ansiedad o estrés que nos va a hacer sentir bien la comida, Aquí está muy simplificado Pero tenemos muchísimas asociaciones como por ejemplo si en tu familia tus padres era una persona ocupada pasabas la mayor parte de tu vida comiendo, comidas rápidas en el momento que llegue a tu adultez toda tu vida girara torno de este hábito alimenticio, ese tipos de asociaciones son las que normalmente interfieren muchos cuando deseamos adelgazar o bajar de peso creando momento de estrés o ansiedad en donde nuestra mente comienza una lucha interna para buscar de nuevo ese estado de confort, pero todo esto es solo un pequeños ejemplos de lo que normalmente puede ocurrir.

¿Porque nos cuesta tanto cambiar de hábitos? Los habito son muy difíciles de cambiarlos porque cuando ya se ha metido nuestra mente permanente la subconsciente Por más que nuestra mente lógica y analítica comprenda que tenemos que cambiar algo ya sea bajar de peso o dejar de fumar no lo podemos realizar de un día para otro ya que estará creándole un estrés a tu subconsciente porque él ya ha entendido que estar gordito tener ese peso está bien y lo demás está mal y por mas tú quieras adelgazar tu mente lógicas la quiera no lo podrás realizar porque ellas es solo 5 o 10% y tu mente subconsciente es el 90 o 95 % y adivina quién gana, ojo eso no quiere decir que tampoco sea imposible con la técnicas que te mencione anteriormente es una que puedes ayudarte a cambiar todos estos hábitos pero hay muchas manera para lograr _ comunicarnos con nuestra mente subconsciente y hacerle saber que estar obeso ya no está bien que necesitamos estar ahora delgado.

¿Vale la pena cambiar nuestros hábitos? Te he mencionado muchos las desventajas que te puede aportar los hábitos malos en nuestra vida y más si queremos lograr el peso ideal que tanto deseas pero también sé que esto a veces puede provocar un poco de choque ya que tu mente como mencione anteriormente no está abierta a estas nuevas ideas pero quiero que te haga la siguientes preguntas

¿Cuánto tiempo llevo haciendo dieta y no he logrado mi peso ideal?

¿Qué pierdo con darle la oportunidad a nuevas ideas?

¿Cuántas dietas más debo realizar hasta lograr mi peso ideas?

¿Quiero seguir privándome de las comidas que me gustan?

Sé que todas estas preguntas hieren un poco pero es la verdad te las has pasado haciendo tantas dietas que a la final lo único que has perdido es el tiempo no quiero decir y vuelvo repetir que esto no funciones pero las mayorías de las personas no cuentan con la fuerza voluntad suficiente para luchar contra los hábitos viejo de tu mente y vencerlo, cuando logre vencer estos hábitos que me tenían tan gordo me di cuentas de algo podía comer todo lo que quisiera pero igual seguía adelgazando era como si mi cuerpo supiera que eso kilos de más era ya un estorbo, pero también me di cuenta que no disfrutaba tanto las pizzas las hamburguesa ósea las comida chatarra, ya el aceite de fritura me provocaba arcada con solo olerlo era como si mi mente hiciera unas nuevas conexiones neuronales en donde ese tipo de comida no era agradable a mi vista. Pero esto no se logró de un día para otro esto también se logró con bastante disciplina y saber cómo transmitirle estos sentimientos a mi subconsciente.

LA DISCIPLINA PARA LOGRAR PERDER PESO

¿Por qué es de gran importancia la disciplina para lograr el cambio de nuestro cuerpo? La disciplina es la fuente de combustible que te permite realizar una acción repetida una y otra vez que provocan cambios profundos en nuestra mentalidad, para lograr el éxito de un cambio radical de nuestros cuerpos necesitamos tener la disciplina necesaria para realizar dicha acción una y otra vez, logrando el éxito mediante el cambio continuo de nuestras creencias

Para que tu pueda lograr el cambio de cualquier cosa en el mundo primero debes de creer en ello, lo mismo sucede con el peso, si tú piensas que adelgazar esos kilos de más es muy difícil y que lo puedes lograr solamente mediante el sacrificio de abstenerte de comer lo que más te guste, pues para tu pesar será la única forma en que tú puedas lograrlo, porque son tus creencias, en donde lamentablemente se fueron desarrollando por tus hábitos, y la única forma de lograrlo es cambiándola por otras creencias nuevas que solamente se puede lograr transmutando tus hábitos anteriores, es como por ejemplo un árbol que nace y crece de una semilla pequeña, ante de lograr que fuera un árbol primero tuvimos que abonar, después regar, y cuidarlo a diarios, así mismo debemos hacer con tus metas debemos cuidarla, abonarlas, regarlas hasta que se vuelva un árbol gigantesco. Y para todo esto necesitamos tener disciplina.

¿Cómo influye la disciplina para obtener el éxito de tu peso ideal?

El éxito no es más que alcanzar una determinada meta, y para lograr dichas metas primero necesitamos un plan de metas y realizar un trabajo continuo con disciplina hasta que se haga realidad tus deseos y logre interiorizarse en tu mente, en nuestro caso el deseo principal que querremos, es llegar a tener el peso ideal de nuestro cuerpo, pero primero debemos interiorizarlo de adentro hacia afuera y no de afuera hacia adentro.

"el gran cambio de nuestra vida solo se llega tener mediante el cambio tus pensamientos que logra cambiar tus emociones que se transforma en tu realidad."

Como usar la disciplina para llegar al éxito de nuestras metas: en esta sección del libro quiero explicarte como se debe aplicar la disciplina para lograr nuestras metas, no solamente en adquirir el cuerpo que deseamos si no en cualquier objetivo que deseemos sin más nada que decir continuemos:

- **Acciones repetitivas que formen hábitos positivos:** primero que todo quiero que piense muy bien cuáles son esos hábitos que pueden hacerte lograr un cambio radical de tu cuerpo, en el capítulo anterior te mencione como darte cuenta de los hábitos que te mantiene obeso, después que sepas cuáles son esos hábitos como por ejemplo, comer verduras, trotar etc. Necesitamos realizar un gran entrenamiento repetitivo hasta lograr un punto en que este bien grabado en nuestro subconsciente, así de esta forma notaras que realizar todos estos hábitos, no sentirás esa fuerza mental que te mantiene luchando en contra la corriente sino que actuarás con naturalidad, una forma de tener presente todos estos hábitos nuevos en nuestra mente es como mencione anteriormente con recordatorios pero también puedes, pegar tu lista de hábitos nuevos frente un espejo o un lugar en donde tu transite continuamente y que te haga recordártelo

- **Construir un pensamiento positivo:** unos de los principales problemas de las personas que comienzan a construir nuevos hábitos, son los pensamientos negativos o los pensamientos de abstinencia que comienzan a invadir nuestra mente, esto es como una forma de proteger los viejos hábitos que tienes, un ejemplo de que me sucedió fue que en el momento que decidí ir al gym y lograr ponerme activo físicamente comencé los primero días muy motivado, pero en el transcurso de las semanas comenzó mi cuerpo a entrar en un estado de pesadez y mi mente empezó a invadirse de pensamientos como, me va costar mucho, no puedo, estoy bien así, y si mejor no voy hoy , y etc. En ese momento me

- di cuenta que mi mente estaba reaccionando a un estímulo de no confort. Asi que me propuse levantarme todas las mañanas mirándome en el espejo fijamente y hablándome con palabras motivadoras o positivas como por ejemplo, tu eres grandioso, mírate este es el comienzo de tu cambio radical, o solamente me miraba en el espejo y me reía, estos son solo unos pequeños ejemplo de cómo construir tus pensamientos positivos en los capítulos siguiente te estaré detallando todas estas técnicas más profundamente.

- **Lograr un cambio definitivo de creencias en base a la concentración:** a veces pienso que soy muy repetitivo en algunos puntos de mis libros pero es que necesito transmitirte el mismo punto una y otra vez hasta que puedas entenderlo muy bien, y uno de estos puntos son las creencias que tenemos en nuestra mente que mayormente limita no solamente el peso de una personas si no que puede limitarte en cualquier aspecto de tu vida, por este motivo necesitamos concentrarnos tantos en nuestras metas con una intensidad increíble, lograras que tu mente se habrá a nuevas ideas que será capaz cambiar tu realidad, porque toda tu mente estaba basado en creencias existente, y la disciplina te puede permitir lograr ese cambio acelerado a una nueva realidad.

la verdad es que a muchos de los presentes lectores de este libro no le colara mucha la idea de la disciplina ya que esto no es cómoda para muchas personas pero como dice **yokoi kenji**

"la disciplina tarde o temprano vencerá la inteligencia"

Y tengo que decirte quien escribe este texto actualmente tampoco era alguien disciplinado pero algo que me ayudó mucho, fue ver todos los días esas metas guindada en el techo de mi cama viéndolo todas las noches cerrando mis ojos llenándome de motivación por una nueva realidad en donde yo no sea la personas gorda de mi familia o el que usan para reírse los niños, tuve que aprender a ser disciplinado en lo que deseaba tuve luchar por ellos porque me he dado cuenta que unas de las tareas más fáciles del mundo es "no hacer nada" por este motivo se neccsita de una fuerte disciplina para transformar tu vida, tienes que realizar un gran trabajo sobre ti mismo para lograrlo, pero también tengo que aclarar algo la disciplina no es luchar con una dieta, la disciplina es luchar por tus metas y aunque digas que siempre haces dietas por lograr la metas estar delgado déjame decirte que te equivoca porque una meta solo se logra cambiando tus creencias y hábitos y para esto se necesita la disciplina para recordarte por lo que luchas, y cuando entiendas esto el día que te provoque hacer una dieta no tendrás que luchar con tu mente para poder disfrutar de algo sano ya que has logrado un cambio desde tu interior hacia tu exterior y te darás cuentas que lograras hacerla de forma natural.

DIFERENTES MÉTODOS PARA PROGRAMAR TU CUERPO

El principal problema que enfrenamos a la hora de realizar cualquier dieta para perder peso es que no sabemos cómo comunicárselos a nuestro subconsciente trayendo como consecuencia a una lucha interna a nivel mental en donde nuestra mente lógica desea adelgazar mientras tanto nuestra mente inconsciente se resiste a ello por este motivo he hecho hincapié en los hábitos porque la mismas tensiones o costumbre de la vida moderna ha estado influyendo en nuestras vidas. He visto muchas personas luchando contra, su, subconsciente a la hora de adelgazar, trayendo como consecuencia el deterioro de su propia felicidad, La mayorías de las personas no sabe lo que ahora sabes tú gracia a este libro, normalmente las personas tienen diferente motivos porque desea adelgazar algunas por salud, otras por vanidad y otras por que no se siente cómoda con su cuerpo sea cual sea el motivo por cual desea adelgazar no me importa, lo único que importa es que la dieta y forzarte adelgazar no es la manera más idónea de realizarla, ya que nuestra mente subconsciente no entiendes el deseo de tu mente lógica, es como explicarle a un niño de 10 años física avanzada.

De esta misma manera la mente la mente inconsciente no entiende lo que deseas porque para ella no le está hablando en el mismo lenguaje quizás quieres estar delgado con toda tu alma pero tu mente inconsciente no lo comprende para él está gordo es lo más indicado, pero tranquilo no todo está perdido ya que hay una manera para comunicarte con él y de manera sencilla y con este método le puedes explicar de manera sencilla que ya no necesitas estar gordo que en realidad ya quiere estar delgado y para lograr esto solo necesitas hablarle en su idioma para que te pueda comprender de manera fácil y así tu problemas de obesidad se solucionara de manera sencilla.

Para lograr este medio solo necesitas una cosa **IMÁGENES**

Las imágenes es el idioma universal de este mundo desde la antigüedades los seres humano han usado la imágenes como un método de comunicación, y no solamente esto si no que en la actualidad todavía se utiliza, ya que las personas cuando no pueden comunicarse por las barreras de los idiomas, tienden a usar imágenes como referencia de lo que desea, un pequeño ejemplo sería un latinoamericano que se encuentre en Japón son dos idiomas muy diferente desde su estructura lingüística hasta su   nivel de fonética, ahora quiero que te imagine que uno de ellos necesita hacer algo básico como ir a un baño, el latino ha intentado preguntar en donde se encuentre el baño, pero no logran entenderlo, Intenta las mímica, creyendo que está claro pero

Lo único que logra es que le queden viendo como un lunático, Entonces se preguntas que debe hacer, así que coge un papel y un lápiz y dibuja un wáter (Inodoro) , desde el momento que le enseña el dibujo a los japonés ha conseguido su objetivo.

No importa en qué lugar del mundo este, pero si alguna vez esa persona ha visto un wáter, sabrá exactamente lo que necesitas y te podrá orientar en la dirección correcta.

Como mencione anteriormente las imágenes y los símbolos es el lenguaje universal de comunicación ya que todo el mundo es capaz de comprenderlo, de la misma forma funciona tu cerebro, si lograras crea una imagen visual de las versión que tanto deseas, como verte más delgada, tu subconsciente lo comprenderá y trabajara para hacer que esto suceda ya que estará mostrándole otra realidad que no va conforme a lo que estás viviendo realmente, esto desencadenara una fuerza a nivel, mental y bioquímica para lograr esa imagen que tanto desea , te preguntaras porque sucede esto, cuando estamos creando una imagen visual de nosotros mismo con el aspecto que tanto deseamos, estas **programando** a tu subconsciente que ese deberías ser el aspecto de tu cuerpo, es como li estuvieras hablando directamente y diciéndoles, hey

- este es el cuerpo que necesito
- necesito estar delgado
- quiero adelgazar
- ya no necesito esto kilos

Esta es la razón de que la visualización dé tan buenos resultados ya que es una forma de comunicación entre mente lógica y mente inconsciente y como dice la frase.

"tu cerebro no distingue lo que es real y lo que es falso"

Cuando trato de explicar todo esto a las personas, me ven con cara de   incredulidad, porque no se imaginan   que solamente   cerrando los ojos he imaginándose con un cuerpo delgado podrá solucionar su problema de obesidad, pero muchos expertos en campos de la psicología han comenzado a ver la importancia de la visualización como un método eficaz a la hora de lograr los objetivos que las personas se proponga.

Los deportistas de alto rendimientos han catalogado la visualización como algo esencial en su carrera ya que le permite encontrar muchos beneficios en su carreras como.

- programar la mente para ganar.

- da la esperanza de ganar lo cual se traduce en motivación para la lucha.

- da enfoque eliminando las distracciones que lo rodean.

- Lo prepara para reaccionar correctamente cuando las cosas no salen como lo planeas.

- desarrolla posibilidades, no obstáculos.

- desarrolla la creencia lo cual es clave para ganar.

Quiero aclarar que esto no es algo que va suceder de un día para otro se necesita también mucha disciplina para poder hacer esto con frecuencia porque muchas persona piensan que esto es fácil porque no tendrán que hacer ninguna actividad física si no mental, pero pobre aquel incrédulo, porque se dará cuenta que no es tan fácil como piensa.

Si todavía este incrédulo en este método que te propongo quiero que te pongas a pensar que no pierdes nada con intentarlo y practicarlo, y si quieres realizarlo con una dieta que desees hazlo así te darás cuenta que la dieta se te hará muy fácil quiero contarte como funciono esta técnica conmigo.

 El día que me puse a practicar la visualización en mi vida estaba pasando por un cuadro de tristeza sintiéndome con una rabia que me estaba matando por haber nacido con este cuerpo obeso, esta técnica la conocí gracia una entrevista a un deportista que comentaba que usaba la visualización como una forma de entrenamiento en su carrera, y que gracia a esto le permitió ser unos de los mejores en su disciplina me llamo tanto la atención que decidí hacer una investigación exhaustiva sobre este tema, logre conocer temas, como la ley de la atracción que también usaba esta técnica para cambiar la realidad pero también me di cuenta que era una técnica usada por grade psicoterapeuta para tratar trastorno, gracia a esta investigación pude conocer personas que también lograron cambiar su cuerpo con esta técnica así que decidí, darle una oportunidad a este método y ver que sucedía, igual nada perdía, la primera semana no sucedió nada igual que con la segunda pero la tercera semana entro una motivación que nunca había experimentado vinieron a mi nuevas ideas, como que necesitaba cambiar mi estilo de vida, que no puedo seguir lamentándome por mi peso que necesitaba hacer cambio para poder cambiar, todavía no sabía cómo explicarlo

pero estaba motivado, pero también note que mi apetito cambiaba, que me veía como más delgado en las mañana, y desde ese momento siguieron una series de actividades nuevas que fueron moldeando mi cuerpo no solamente eso, las personas me veían cada día más delgado, otra cosa es que ya no veía la comida de la misma forma que antes, me empezaron a gustar las comidas más sanas, disfrutaba de las ensaladas me gustaba hacer ejercicio, me gustaba salir, no sabe los beneficios que empezaron a llegar a mi vida gracias a estas técnicas, esto transformo mi vida para mejor y no me arrepiento de haberme dado la oportunidad de poder practicar esta técnica, te soy sincero no fue fácil de hacer esto mi mente siempre quería encontrar una excusa para no realizarla pero con mucho esfuerzo y disciplina pude lograr hacerlo todo los días.

.

Desintoxicar para Adelgazar

Para mi este también puede ser unos de los puntos esenciales para que las personas que buscan adelgazar definitivamente lo logren, ya que hemos estado ingiriendo desde el principio de nuestro nacimientos productos procesado que han ido mermando la capacidad de nuestro cuerpo para poder realizar el funcionamientos correcto de nuestro metabolismo.

Las toxinas y los químicos ahora abundan mucho más en nuestra comida gracia a la evolución rápida de los alimentos procesados que hay en mercado, pero ante de entrar en este tema más a profundidad me gustaría primero explicarte poco a poco que son las toxinas y la causa del aumento del peso.

¿Que son las toxinas?

Las toxinas son proteínas o lipopolisacáridos que afectan al organismo que las asimila esta se encuentra en todo los alimentos que ingerimos, pero se incrementa notablemente cuando se utiliza alguna fuente de calor para su preparación, aunque también se puede adquirir de otras fuentes como el aire contaminado, los medicamentos hasta en los objetos que tocamos a diarios y lo más sorprendente es que nuestro cuerpo también es capaz de producirla por nuestro estado emocional, como el exceso de estrés la ansiedad o la tristeza.

Sin embargo estos son solo unos pequeños ejemplos de los factores que contribuyen al desarrollo de las toxinas ya que hay otras fuentes que afectan de forma indirecta las presencias de esta en el cuerpo como por ejemplo el alcoholismo, las droga el café las frituras, alimentos chatarra y alimentos que son procesados de forma Industrial todo esto provoca que se acumulen de forma excesiva en el cuerpo provocando serias consecuencias en nuestra salud no solamente afectando con la obesidad, aunque nuestro cuerpo está diseñado y preparado para deshacerse de estas toxinas utilizando nuestro hígado que se encarga de transformándola en solo pequeñas sustancias simples que son soluble en agua permitiendo la eliminación de esta.

Pero hay un gran problema es que estamos constantemente comiendo y utilizando productos industrializados, donde ha provocado un exceso de la toxinas en nuestro organismo trayendo como consecuencias de que el hígado no la pueda procesar, y que pasa cuando el hígado no pueda estar funcionando al 100 % pues baja su rendimiento permitiendo acumular más toxinas de las que puede procesar

¿Cómo afectan las toxinas nuestro cuerpo?

El problema de las toxinas como menciones anteriormente es que acumulamos una cantidad importante de ellas en nuestro organismo trayendo como consecuencia la provocación del estrés de nuestras células e hígado, haciéndolo trabajar el doble de lo que normalmente debería de ser, provocando que este se fatigue y es cuando notamos esa falta de energía de la que siempre nos quejamos sin saber el motivo exacto de su aparición. También no podemos dar cuenta de esto cuando ingerimos comida muy pesadas provocando un cuadro de cansancio o de pesadez que normalmente a las persona le provocan descansar o dormir.

¿Que causa las toxinas en el cuerpo?

Las toxinas en nuestros cuerpos causan diferentes síntomas que pueden provocar enfermedades crónicas como las alergias, cansancio, hasta las depresiones pero déjame nombrarte los síntomas más comunes de las personas que sufren de exceso de toxinas.

- **Sobrepeso:** el sobrepeso es una de las principales causas del exceso de toxina en un organismo y diversos estudian han estado verificando esta afirmación como por ejemplo la Escuela de salud pública de la Universidad de Harvard dice que unos de los factores que más contribuyen a la epidemia global de la obesidad es la continua exposición de los alimentos exagerado de toxinas, como también los alimentos obesógenos El término obesógenos se acuñó en 2006 para referirse a los químicos industriales y componentes no calóricos en nuestra comida que contribuyen a que ganemos peso.

- **Cansancio:** otro síntoma muy común de las personas que tienen un exceso de toxina en su cuerpo es la fatiga mental y física que su cuerpo comienza adquirir trayendo como consecuencia la baja energía que comienza a provocar sedentarismo.

- **Depresión**: cuando el cuerpo tiene un exceso de toxina en el organismo, el comienza un proceso a nivel celular y químico intentando contrarrestar este exceso, pero también utiliza la fuente de energía vital del organismo trayendo como consecuencia provocando un déficit en esta energía vital que puede desembocar en falta de ganas de vivir. El organismo entra " en letargo"

- **Bajo nivel de inmunidad:** como te he mencionado anteriormente si tu cuerpo está invadido por exceso de toxinas, tu sistema energético defensivo no estará en muy buenas condiciones para poder luchar contra los virus, bacterias u hongo.

- **Alergias:** cuando comencé a depurarme el organismo lo hice por esta misma razón me vi afectado por los ataques de alergia continuo que presentaba a nivel respiratorio como a nivel alimentario y gracia que logre depurarme no voy a decir que me cure 100 % de esta enfermedad pero mi vida se volvió muchísima más cómoda, ya que cuando el sistema esta intoxicado, el organismo reaccionará y no digerirá bien a todos los niveles.

- **Apatía:** cuando está invadido por el exceso de toxinas, la astenia y la apatía o la falta de ilusión por la realización de nuevos objetivos personales o profesionales se ven afectado y en esto si te puedo decir que estoy 100 % seguro, ya que unos de los principales beneficios que vi en esa época cuando realice el plan que te voy a enseñar fue la energía que tenía por la realización de nuevos objetivos sentía que estaba invadido por una energía que me impulsaba a seguir adelante me sentía invencible.

- **Mal aliento:** he visto persona que se compra todos los productos del mercado para combatir el mal aliento que tienen, y ese mal aliento todavía persiste en su organismo sin saber que el exceso de toxinas es la causa del problema

Tener un cuerpo invadido por toxina, ocasiona una series de problemas que puede provocar diversas enfermedades en el cuerpo humano, creo que la principal razón de crear este capítulo en mi libro no solamente fue para tratar el tema de la obesidad si no también que te diera cuenta que muchas enfermedades que está sufriendo la sociedad viene de este problema por eso me parece importante que las personas ante de comenzar cualquier plan alimenticio o mejor dicho ante de comenzar con estas técnicas que he recolectado en mi libro deba desintoxicarse completamente ya que te permite no solamente tratar el tema de la obesidad si no traerte una variedades de beneficios a nivel mental físico y emocional.

Como eliminar las toxinas en el cuerpo: las toxinas en el cuerpo se puede eliminar manteniendo un estilo de vida completamente sano, que quiero decir con esto si el ser humano o tu como individuo evitara el consumo excesivo de productos industrializado poco a poco tu cuerpo estuviera limpiándose en el transcurso del tiempo, pero también sé que vivimos en una sociedad muy ocupada e industrializada y son muy pocas las personas que se pueden darse el lujo de mantener un estilo de vida completamente saludable y no consumir estos productos ya que muchas personas tienen que trabajar , hacer oficio etc. y se mantienen mayormente ocupada por este mismo motivo lo más recomendable para acelerar este proceso es mediante un plan detox, que quiero decir con este haremos un proceso de limpieza del organismo mediante el consumo de jugos verdes y naturales para la desintoxicación del cuerpo Y de esta forma lograr que tu cuerpo se libere de todas esas toxinas

Recetas de Jugos naturales para desintoxicación del cuerpo

Los jugos naturales es una de las opciones más rápida para poder evacuar y eliminar las toxinas que se encuentra en su sistema, otro beneficio que obtendrás con estos jugos es que también te permitirá perder peso saludablemente y en corto tiempo. Ya que al limpiar tu cuerpo de todas estas toxinas tus órganos comenzara a trabajar más cómodamente, ya no me voy a extender tanto así que aquí están las recetas de los jugos

1. Receta de jugo de arándanos, espinaca y piña

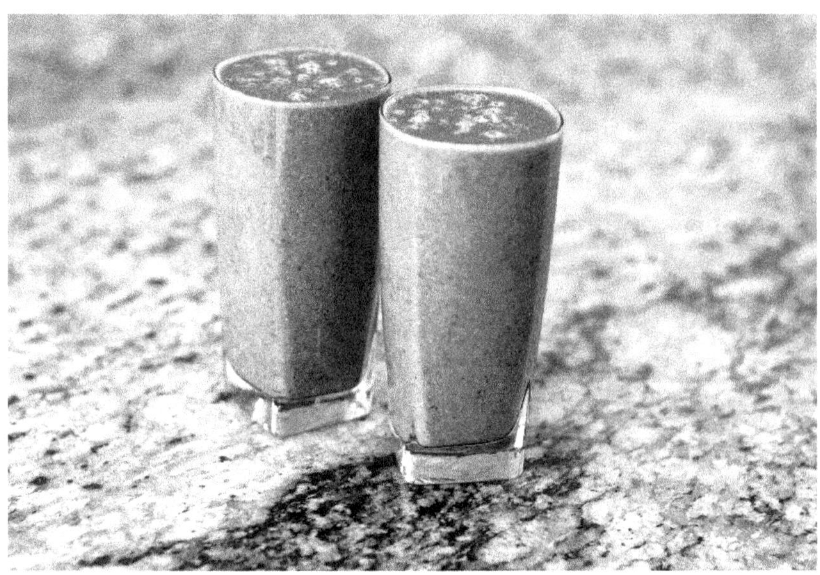

Ingredientes

- 1 taza de agua de coco
- 1 taza de arándanos orgánicos
- hielo al gusto
- Agua al gusto
- Sin azúcar
- 1 cucharada de miel orgánica
- 1 taza de trozos de pino
- 1 taza de hojas de espinaca orgánica bien lavadas
- 1 limón

Preparación: después que tengamos todos los ingredientes bien lavado y picados en pequeños trozo se procede a colocarlo en la licuadora a alta velocidad, se deja licuar por algunos minutos hasta obtener una textura suave y uniforme, lista para poder beberla

2. jugo de apio y col rizado

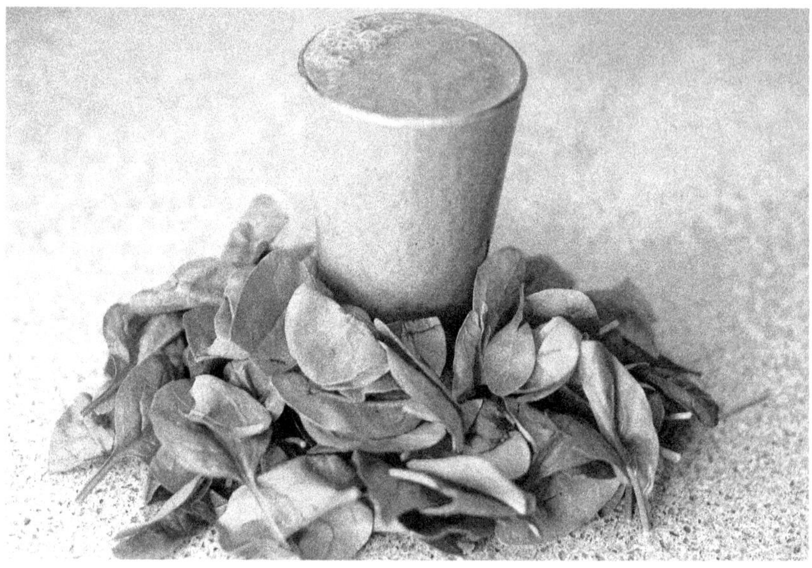

Ingredientes

- 1 limón
- 5 tallos de apio
- 1 taza de col rizada orgánica bien lavada
- 1 pepino mediano bien lavado
- 1 cucharada de miel
- Agua pura al gusto
- Cubos de hielo al gusto
- 2 manzanas verdes cortadas en trocitos
- ½ taza de lechuga romana
- 1 puñado de perejil

Método: después que tengamos todos los ingredientes bien lavados y picados en pequeños trozo se procede a colocarlo en la licuadora a alta velocidad, hasta obtener una mezcla de textura suave y homogénea. Servir y disfrutar de inmediato

3. Jugo de pepino con zanahoria

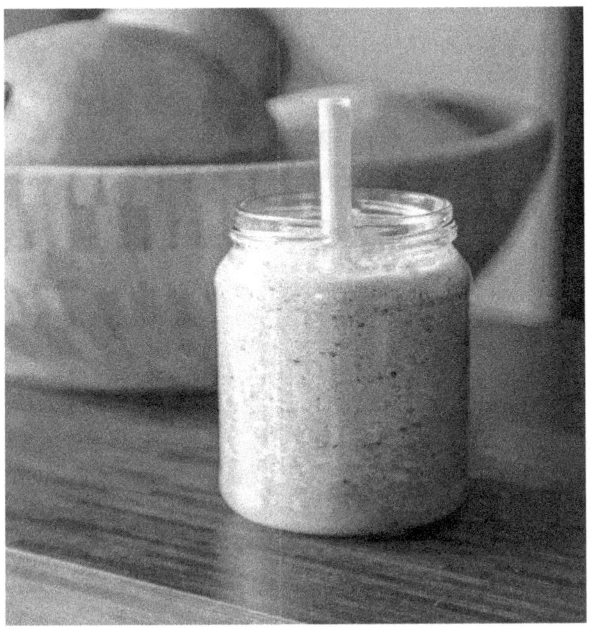

Ingredientes (1 vasos grandes)

- 1 Ramas de apio
- 1 pepinos
- 1 manzanas
- 1/2 corte de jengibre fresco
- 2 zanahorias

Preparación: después que tengamos todos los ingredientes bien lavados y picados en pequeños trozo se procede a colocarlo en la licuadora a alta velocidad, hasta obtener una mezcla de textura suave y homogénea. Un jugo que te aportara vitaminas y antioxidantes

4. Jugo de pepino con col rizado, manzana y brócoli

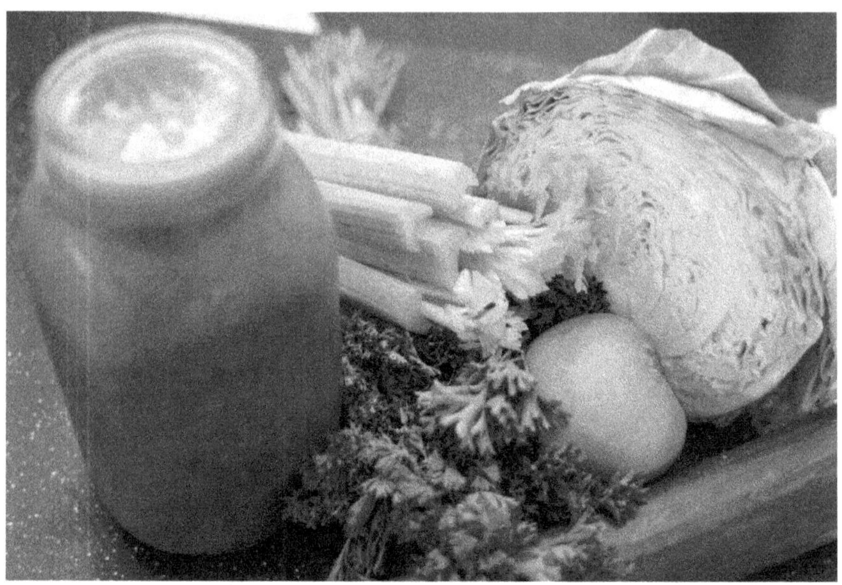

Ingredientes (1 porción)

- 1 manojo de lechuga romana orgánica bien lavada
- 2 tallos de apio orgánico
- ¼ de taza de brócoli
- 1/2 manzana verde orgánica
- 1 limón sin pelar bien lavado
- agua
- Hielo
- 1/2 taza de col rizada orgánica
- 1/2 pepino grande orgánico

Preparación: después que tengamos todos los ingredientes bien lavados y picados en pequeños trozo se procede a colocarlo en la licuadora a alta velocidad, hasta obtener una mezcla de textura suave y homogénea. Un jugo que te aportara vitaminas y antioxidantes

5. Jugo de Zanahoria, Pimiento y Tomates

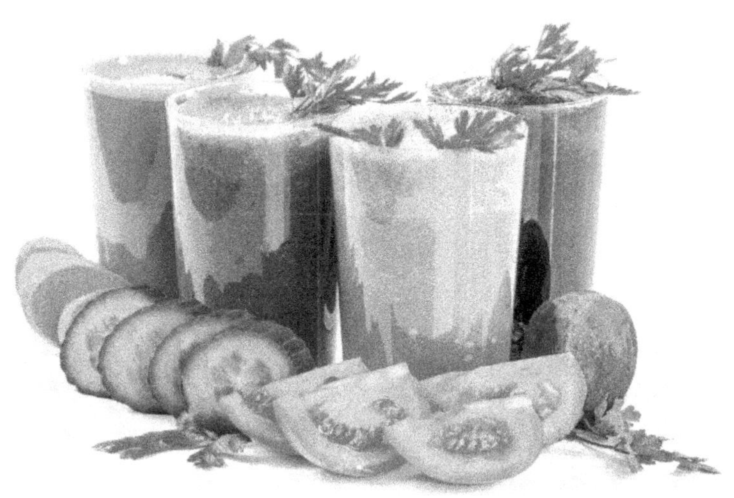

Ingredientes (1 porción)

- 3 zanahorias orgánicas peladas y bien lavadas
- 2 tomates orgánicos bien lavados
- 2 clavos de ajo orgánico
- 1 pimiento rojo orgánico bien lavado
- ½ pepino orgánico
- 2 tallos de apio orgánico
- agua pura
- 1/2 taza de hojas de espinaca orgánica
- 1 cucharada de miel de abejas orgánica
- Hielo

Preparación: como siempre después que tengamos todos los ingredientes bien lavados y picados en pequeños trozo se procede a colocarlo en la licuadora a alta velocidad, hasta obtener una mezcla de textura suave y homogénea. Un jugo que te aportara vitaminas y antioxidantes

6. Jugo de mango con limón

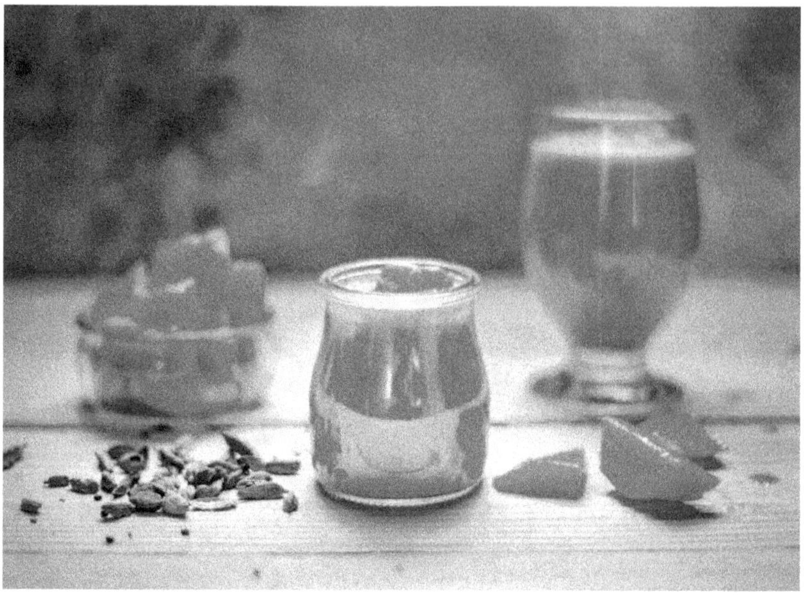

Ingredientes (2 porciones)

2 taza de espinaca

- 2 taza de trozos de mango fresco o congelado
- limón
- jengibre en polvo 1 cucharadita
- 1 cucharada de miel cruda
- agua
- 1 de aguacate
- 1 taza de cilantro

Complementos

2 cucharadita de espirulina o Chlorella para la limpieza extra y la energía verde nutritivo

2 cucharadas de aceite de coco

1 taza de trozos de piña

1 taza de trozos de papaya

Preparación: como siempre después que tengamos todos los ingredientes bien lavados y picados en pequeños trozo se procede a colocarlo en la licuadora a alta velocidad, Si se agrega el aceite de coco y no tienes una licuadora muy potente es mejor mezclar todo, excepto el aceite de coco

7. Jugo de calabaza con plátano y apio

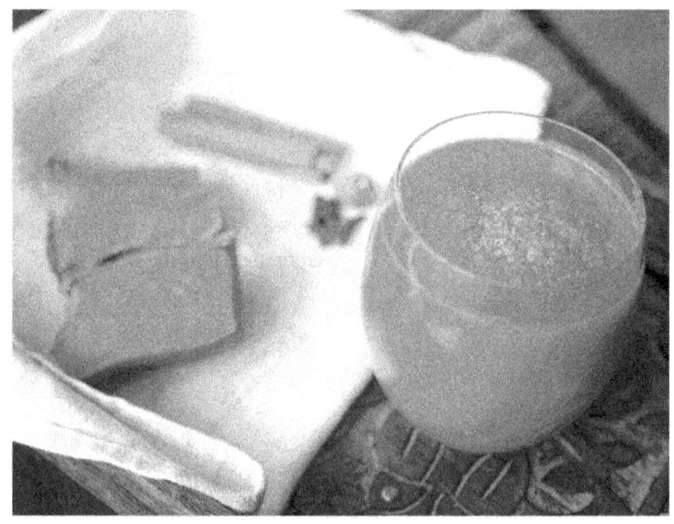

Ingredientes (2 porciones)

- 2 trozo de apio
- 2 vaso de agua
- 2 puntita de jengibre
- 2 plátano entero
- 2 trozo de calabaza cruda

Preparación: como siempre después que tengamos todos los ingredientes bien lavados y picados en pequeños trozo se procede a colocarlo en la licuadora a alta velocidad, hasta obtener una mezcla de textura suave y homogénea. Un jugo que te aportara vitaminas y antioxidantes

8. Jugo de espinaca con plátano y rúcula

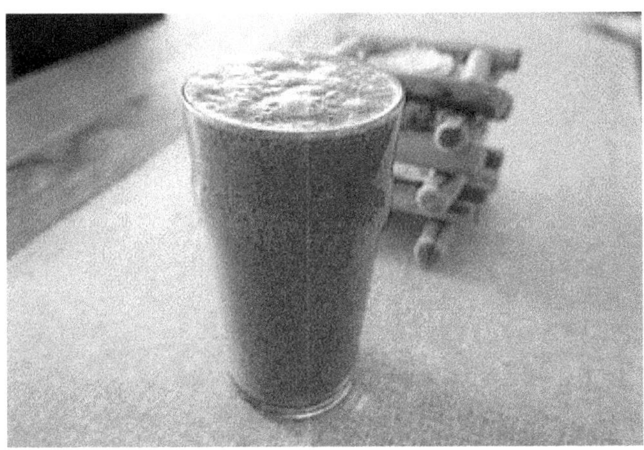

Ingredientes (2 porciones)

- 2 puñado de hojas de espinaca
- 2 puñado de hojas de rúcula
- 2 plátano
- 2 cucharadita de cúrcuma en polvo, opcional (potente antinflamatorio natural)
- 2 puntita de pimienta molida, opcional (que aumenta los beneficios de la cúrcuma)
- 2 vaso de agua

Preparación: como siempre después que tengamos todos los ingredientes bien lavados y picados en pequeños trozo se procede a colocarlo en la licuadora a alta velocidad, hasta obtener una mezcla de textura suave y homogénea.

9. Jugo de espinaca con hojas de kale

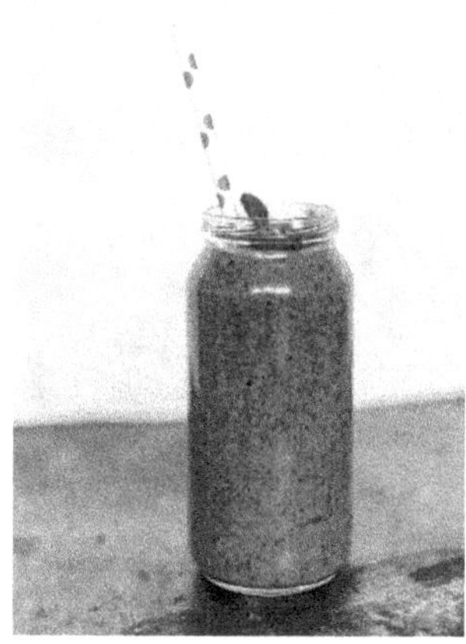

Ingredientes (2 porciones)

- 2 puñado de espinacas
- 2 puñado de hojas de kale
- 2 trozo de apio generoso de unos 10 centímetros (las hojas del apio también son excelentes para usar en nuestros batidos, así que tampoco las desechéis y animaos a introducirlas en vuestras mezclas)
- 2 tazón de frutos rojos al gusto (grosellas, arándanos, frambuesas… podéis también mezclarlos)
- 2 chorrito de zumo de limón
- 2 vaso de agua

Preparación: como siempre después que tengamos todos los ingredientes bien lavados y picados en pequeños trozo se procede a colocarlo en la licuadora a alta velocidad, hasta obtener una mezcla de textura suave y homogénea.

10. Jugo de remolacha y pera

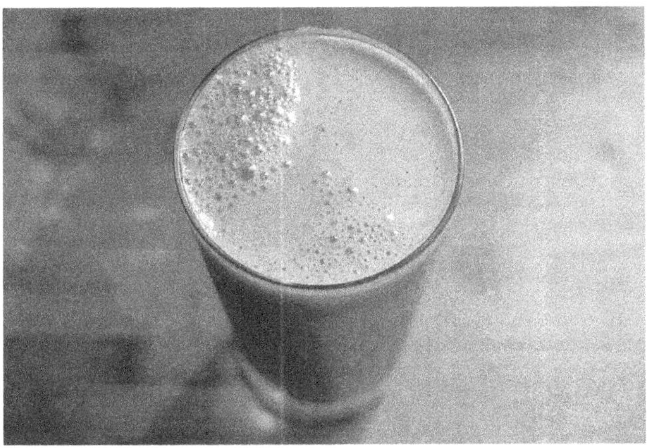

Ingredientes (2 porciones)

- 2 remolacha cruda de tamaño mediano
- 3 peras bien maduras
- 2 chorrito de zumo de limón
- 2 vaso de agua

Preparación: como siempre después que tengamos todos los ingredientes bien lavados y picados en pequeños trozo se procede a colocarlo en la licuadora a alta velocidad, hasta obtener una mezcla de textura suave y homogénea.

Ojo

Tranquila y no te asuste si tus deposiciones tras tomar este tipo de batidos con remolacha como ingrediente principal se tornan de color morado intenso

Recuerda: quiero que tenga muy presente que este tipo de jugos y batidos te permite depurar el cuerpo librándote de las toxinas que has acumulado en el transcurso de los años por el exceso de la mala alimentación como también de los productos industriales, otro punto que debes de tomar en cuenta es que las mayorías de los batidos que te presente en este libro son batidos básicos, y queda a tu criterio si deberías adquirir otros libro con información más detallado sobre estos planes detox, ya que considero que traerá mucho beneficios no solo a nivel de la obesidad si no que te traerá beneficios también a nivel de la salud general, por este mismo motivo te recomiendo que estos tipos de batidos deberías ser un nuevo habito en tu vida y el de tus familias

CREANDO TU CUERPO IDEAL

Desde los capítulos anteriores de este libro te he estado mencionando por qué las dietas no logran ayudarte adelgazar como tu tanto lo deseas, y he tratado de explicártelo, de manera sencilla para que puedas captar las idea de que no podrás adelgazar definitivamente esos kilo hasta que decida cambiar tu estado mental y emocional de tu subconsciente, lograr el cuerpo ideal que tanto desean las personas obesas es un proceso de programación de tu subconsciente por las creencias que te han inculcado desde joven, o por genética que es mi caso que nací siendo obeso, donde la comida era como el santo grial en mi niñez, pero todo esto se puede revertir logrando comunicándose con el subconsciente, solo se necesitas las técnicas indicadas, y eso te lo voy a enseñar aquí.

Quiero recalcar que esta técnica como menciones anteriormente se puede utilizar con un plan dietético que tus creas indicadas para acelerar el proceso o puedes usar las dietas que voy a darte al final de este libro, pero también lo puedes realizar sin un plan dietético y poco a poco disfrutar las comidas verdes naturalmente, en pocas palabras sin obligación.

Para poder tener el cuerpo ideal necesitamos varios puntos

importantes como son

- Entender que la obesidad puede ir ligada también a diferentes estado emocional y lo más recomendable si es grave buscar ayuda especializada, pero tomando en cuenta que mayormente las obesidades emocionales no llegan a un punto tan extremos podemos proseguir con las técnica que voy a mencionar

- El segundo punto que tenemos que tomar en cuentas son los hábitos negativos y transformarlo en nuevas metas para poder estar enfocado en un objetito fijo que te permita tener la motivación suficiente para darte fuerza en seguir con el plan dietéticos que usted más desees.

- El otro punto que he tratado en este libro es que aprenda un poco de cómo podemos usar el subconsciente para lograr la transformación de nuestro cuerpo mediante la comunicación de la visualización ya que es el método probable que existe verificado por especialista del campo de la psicología y de nuevas ramas del estudio de la mente como la PNL.

- Otro punto crucial para poder obtener el cuerpo que tanto desea, es desintoxicar el metabolismo de nuestro cuerpo para poder limpiarlo de toxinas que no te permite el correcto funcionamiento de tu cuerpo y que a veces te mantiene sufriendo de Fatiga o cansancio excesivo.

Entendiendo estos 4 puntos esenciales, solo nos queda la parte práctica de la misma y sé que te estarás preguntando y como debós hacerlo como debo unir todo esto, tranquilo/a no desespere en la próxima parte de este libro te estaré llevando de la mano para que puedas aplicar todos estos nuevos conocimientos que acabas de adquirí y llevarla a la práctica para que comience a crear el cuerpo que tanto desea y tengo que aclarar que todo esto no es fácil necesitaras disciplina y constancia y sobre todo la voluntad del deseo de cambiar, pero al final valdrá la pena porque tendrás el cambio que has deseado sin más nada que decir continuemos.

PLAN I

Ok primero que todo este capítulo de mi libro me hace muy feliz porque este el Nuevo comienzo, para que puedas cambiar y te transforme de esa oruga fea y lenta a una mariposa bella y hermosa, no voy a seguir con las introducciones filosofas así que comencemos al ruedo desde una vez.

Paso I

El primer paso que debemos hacer en esto momentos es identificar aquellos hábitos que te tienen con esa mentalidad de obeso, si no sabes cómo, leer el capítulo de los (hábitos y la comida), después que hayamos identificados todos estos hábitos malo procedemos a transformarlo en nuevas metas que debemos escribirlo y hacerla visible. Por Ejemplo

Trotar todas las mañana por 15 minutos

Comer más frutas, vegetales, y ensalada entre cada comida

Ojo: tranquila/o si no te sientes preparado/a, a comenzar con estas nuevas metas, quedarte tranquilo/a lo importante es identificarla y colocarla en un lugar visible en donde lo veas a toda hora, y poco a poco te darás cuenta que te entrara la motivación de realizarla te lo digo por experiencia

Tiempo: esto normalmente tarda una semana dependiendo tu personalidad y cuánto tiempo le dediques así que te recomiendo tomarte la semana para que puedas pensar con mucho más detenimiento, saber aquellas nuevas metas que quieras aplicar a tu vida

Paso II

Desintoxicar debemos desintoxicar tu cuerpo de manera natural con las recetas de los jugos que te acabo de proporcionar en los capitulo anteriores o también puedes optar por otro plan detox de tu preferencia, lo importante es que debemos eliminar todas esas toxinas de tu cuerpo en esos momentos.

Tiempo: te recomiendo que hagas esta plan limpieza detox, por una semana, tomando estos batidos en las mañana cuando te levantes y después de cada almuerzo.

Paso III

Visualizar en este paso quiero que consiga una foto de un cuerpo delgado o mejor todavía si fuiste delgado y ahora estas obeso consigues esa foto en donde aparece delgado y usarla de la siguiente forma que voy a explicar a continuación, en el caso que no tenga ninguna foto tuya estando delgado no te preocupes entra al internet y busca

más te llame la atención, esa foto en donde
ue tanto desea como por ejemplo.

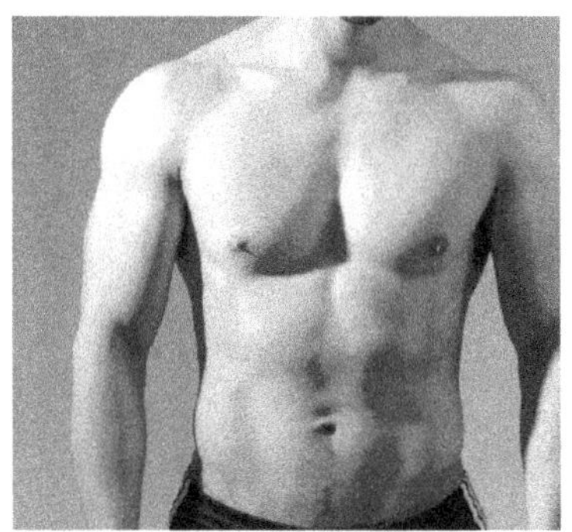 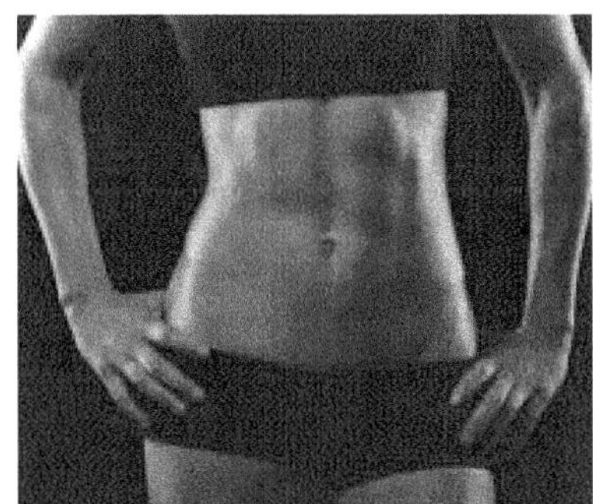

Tranquila que no te estoy diciendo que vas a obtener estos
cuerpo con lo que te estoy enseñando si no que usaremos
estas referencia para poder tener una mejor imagen de cómo
es un cuerpo delgado y bien definido y como te gustaría
estar, después que hayamos conseguido las fotos haremos
los siguiente

Por las noches: Antes de irte a dormir, mira la foto que
hayas seleccionado, por un minuto estudiando cada detalle
de ese cuerpo que seleccionaste cerraras tus ojos e inhalara y
exhalara 5 respiraciones profunda luego comenzaras a
imaginar que estas dentro de ese cuerpo, quiero que sientas
en la visualización tocando tu cuerpo sintiendo esos brazos
pechos quiero que sientas que ese cuerpo te pertenece, ahora
le daremos emociones para que tu subconsciente pueda

grabarlo más rápido, usando las personas importante para ti, después que hayamos tocado nuestro cuerpo (visualización) ahora quiero que te imagines caminando y que tus seres queridos te comienzan a decir muchas cosas bonitas sobre tu cuerpo como por ejemplo.

Wuao estas más delgada

Que cuerpo más definido tienes

Como hiciste para estar más delgado/a

Estos son solo unos pequeños ejemplos pero tú puedes utilizar con la que te sienta más cómodo/a solo quiero que integre a esa personas importantes para ti, y que si lograras adelgazar se sorprendieran mucho, después solo quédate dormida con estas imágenes que acaba de visualizar, lograr hacer esto tu mente quedara toda la noche programándose.

Esta pequeña visualización lo puede hacer durante unos 5 minutos ante de irte acostar

Por la mañana: En cuanto abras los ojos, vuelve a coger la foto, mírala y luego cierra los ojos e imagínate en una forma perfecta como mencione anteriormente en la visualización de la noche. Esta vez puede hacer la visualización sólo por unos minutos

Tiempo: Te recomiendo que lo hagas cada noche durante el primer mes o, por lo menos, varias veces a la semana

En resumen esto lo haremos por un mes, tratando de preparar tu cuerpo y a tu mente a las nuevas ideas que ya no necesitamos estar gordo u obeso, tranquilo estos son solo unas pequeñas técnicas pero si de verdad siente que es muy básica te recomiendo que saltes al plan **II** en donde hablaremos también de algunas técnicas de programación más avanzada y que podremos combinar con alguna dieta de tu preferencias.

PLAN II

Este plan dos es un poco más avanzado que el anterior ya que realice el plan I como una forma de adaptarte a este plan II y de esta forma no fuera tan invasivo pero si decidiste seguir este plan directamente solo acotare algunas recomendaciones como que ya tenga tus metas escritas, que haya desintoxicado tu cuerpo, y que practique tu visualización en las noches y en la mañanas, como se muestra en el plan I, pero si decidiste no hacerlo por x motivo tranquila igual puedes seguir haciendo este plan II, sin más nada que decir comencemos.

Paso I

Comer pausadamente así como lo oyes céntrate en comer con más calma cada comida haz un esfuerzo por masticar bien cada comida, quiero que deje de estar comiendo cuando veas la tele, necesitas centrarte en cómo está comiendo en pocas palabras Conviértete en alguien que come "conscientemente".

Paso II

Integra más hortaliza y verdura en tu comida, quiero que cada comida que haga integre bastante ensalada y verdura en ella como por ejemplo

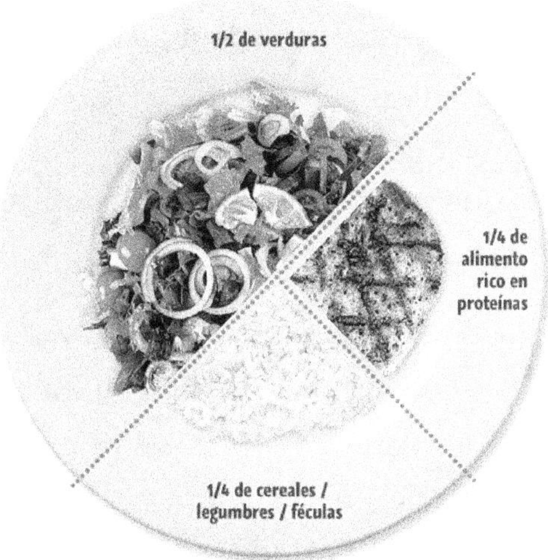

Ojo esto lo haremos si todavía no está realizando una dieta, siempre trataremos de que nuestra ensalada sea más del 50 % del plato general, pero si está realizando un

Plan alimenticio no hay problema, lo que queremos hacer con esto es que nuestro cuerpo se acostumbre a los vegetales, todos estos planes mío están diseñado para que no sea necesario una dieta pero si tú quieres realizarla no hay problema

PASO III

En ese paso utilizaremos las visualizaciones para matar la ansiedad por la comida basura o chatarra y porque las visualizaciones porque, es la forma de comunicarse con el cerebro. Como lo haremos muy fácil, primero quiero que piense a lo que más le tiene asco en esta vida puede ser al gusano, a la cucaracha etc. Después que hayas pensado en esto haremos la siguiente visualización. Esto lo podremos realizar en cualquier momento de tu tiempo en donde sienta que no te pueden molestar por algunos minutos.

Visualización: puedes realizar esta visualización estando acostado o centrado en una posición cómoda.

Cierra tus ojos y respira profundamente inhalando y exhalando como 5 veces, siente como todo tu cuerpo se relaja poco a poco. Siente como tus pies se están relajando y ve subiendo esta relajación a tus piernas, cadera, estómago y sigue subiendo hasta tu barbilla, siente como tus brazos se relajan, tu cara se siente muy relajada, después que sienta que todo tu cuerpo este relajado, lleva tu mente en aquellas comidas chatarras que más te gusten o que quieras eliminar de tu vida, siente esa comida esa textura su sabor quiero que sienta con todo tu ser esa comida, disfruta pensando en ella pero de pronto, ve cómo sale de ella lo más asqueroso que has visto mira como por ejemplo si es gusano como se retuercen en esa comida , siente el asco de ver esa comida llena de gusano, mira cómo se mueven dentro de esa comida, si quieres abrir los ojos en este momento ábrelo tranquila, pero si quieres continuar, solo ahora que imaginarte como esa comida se hace más pequeñas hasta desaparecer, ahora puede abrir los ojos.

Con esta meditación lograremos crear una asociación negativa con el alimento en particular que quieres eliminar ojo para que esta asociación funcione correctamente debemos hacerla en completa relajación y sin interrupciones de ningún tipo.

Paso IV

Visualizar mientras estás despierto/a la idea de esto es que en todo momento y a cada hora que te acuerdes a lo largo del día, siempre te tome algunos minutos para visualizarte estando en forma, por ejemplo si estas en el computador, o cocinando te tomes algunos minutos visualizándote que tu cuerpo está como te gustaría estar, de esta forma estará bombardeando a tu subconsciente con estas ideas, me gusta dar el ejemplo de los papas primerizo cuando su esposa está embarazada, y se empieza a dar cuenta que lo rodean muchas mujeres embarazada, pero lo más gracioso de esto es que siempre estuvieron ahí pero no era algo importante para su inconsciente así que no le daban importancia

Paso v

Practicar esta visualización en cualquier momento y, sin dudarlo, te animo a hacerlo siempre que pienses en ello. Con estas visualizaciones lograremos también comunicarnos con nuestro subconsciente de que deseamos estar delgado te recomiendo que lo practiques cada tarde aunque sea unos 10 minutos o unas dos o tres veces a las semanas.

Cierra tus ojos y respira profundamente inhalando y exhalando como 5 veces, siente como todo tu cuerpo se relaja poco a poco. Siente como tus pies se están relajando y ve subiendo esta relajación a tus piernas, cadera, estómago y sigue subiendo hasta tu barbilla, siente como tus brazos se relajan, tu cara se siente muy relajada, después que sienta que todo tu cuerpo este relajado, lleva tu mente a una balanza y mira cuantos kilos marca ejemplo 89 kilos, después que marque los kilos bájate de ella y siente que un remolino en tu obligo se está tragando toda la grasa de tu cuerpo, siente como tu vientre o barriga esta plano tus brazos está más delgado siente la alegría de haber perdido todos esos kilos, ahora vuelve a subirte a la balanza pero esta vez está marcando los kilos que tanto deseas, y siente la alegría de haber cumplido tu metas siente la euforia lo importante de todo esto es que sienta fuertemente la emoción de todo esto, ya que vamos a crear una conexión positiva de tener un cuerpo delgado

Con cuanta rapidez perderé peso

Creo que ya te has dado cuenta que este libro no busca que realice una dieta para poder adelgazar, si no que le enseñe a tu mente que ya no necesitas estar obeso, mediante técnicas de visualización y hábitos, que permita una comunicación eficaz con tu subconsciente, ya que entendemos que las dietas lo único que va a provocar es que pase por un proceso de resistencia, que termina provocando el famoso efecto rebote y cuando el problema escala más allá de esto terminando sufriendo de ansiedad y problemas emocionales, por este mismo motivo este libro no es el milagro de 7 días que te venden las mayorías de las dietas para que al final vuelvas una y otra vez en un círculo vicioso con el problema de la obesidad y tampoco piense que es un programa, lo que te estoy vendiendo aquí es un nuevo concepto, que te dice que mientras tu cuerpo quiera estar gordo, te obligará a estar gordo, y cuando tu cuerpo quiera estar delgado, te obligará a estar delgado, y para esto te he ido dando muchas razones del porque tu cuerpo quiere estar obeso y también te he estado enseñando técnica de visualizaciones para que le enseñe a querer estar delgado.

Respondiendo a la gran incógnita que seguro debes de tener en este momento que tan rápido puedo lograr perder peso con este método, tengo que decirte que todo depende de cada persona que realice este método y el gran porque se debe a las circunstancia de vida de cada persona, ejemplo si llevas toda tu vida luchando contra la obesidad de tu cuerpo y tienes una larga historia de dietas, te llevara algún tiempo cambiar y deshacer todas estas ideas y creencias que has tenido durante todo este tiempo, pero no te desanimes por eso es importante tener disciplina, porque le día en que comiences a cambiar todos tus estados mentales sobre la obesidad te darás cuenta como tu cuerpo comienzas a cambiar todo sus hormonas, químicos, emociones, en poca palabras tu cuerpo comenzara a querer estar delgado.

Por este motivo puede ser que al principio de todo esto no pierdas ningún kilo, y al contrario gane algunos kilos de más, pero necesitas estar tranquila ya que no podrás cambiar una creencia en solo 15 días, si has pasado más de 1 años con ella, pero lo bonito de todo esto es que aunque sigas comiendo lo que quieras y sigas engordando te darás cuenta, que ansias alimentos mucho más sano y que no piensas tanto en la comida, y cuando esto sucedas empezaras a perder kilos poco a poco puede ser que apenas pierdas unos gramos pero será de forma sistemática, y cuando menos te lo esperes comenzaras a eliminar las razones que provocan que tu cuerpo quiera estar gordo, y en ese momento empezarás a perder peso, más y más rápido.

Y cuando el cuerpo quiera estar delgado será como una maquina quemadora de grasa y así tu comas grasas y carbohidratos todos los días sentirá una sensación de que esta más delgado, por esta razón la pregunta de cuantos kilos perderá con este libro va depender que tan rápido imprima las nuevas ideas en tu inconsciente.

Y cuando el cuerpo quiera estar delgado será como una

Comida de recetas súper nutritivas

Desayunos

1. Omelette de huevo con verduras y vegetales

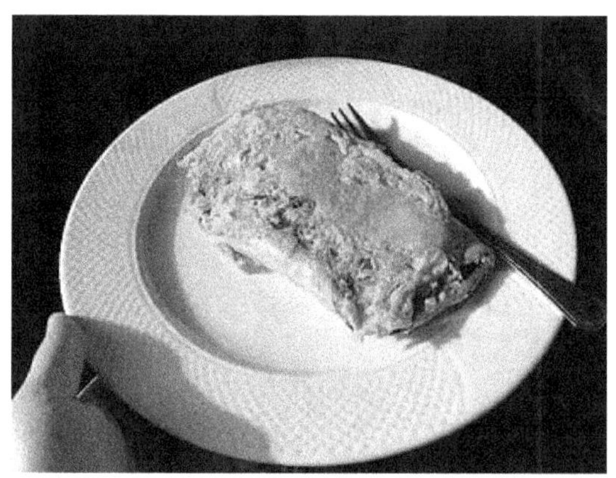

Ingredientes (2 porciones)

150 g tomates frescos

½ Taza de champiñones tajados

2 huevo

½ Cucharada de aceite de oliva

½ Taza de hojas de espinaca

Procedimiento

Paso 1: En un recipiente hondo bata las claras ligeramente con un batidor de mano. Después que haga espuma se le agrega las yemas.

Paso 2: se procede a calentar una sartén a fuego medio, después que este caliente se le agrega el aceite de oliva, se saltea la espinaca, champiñones y los tomates hasta que suelte todos los líquidos de la misma

Paso 3: En la misma sartén, se le agregan los huevos batidos, y revolviendo todos los ingredientes hasta lograr que compacten.

2.   Avena con frutas

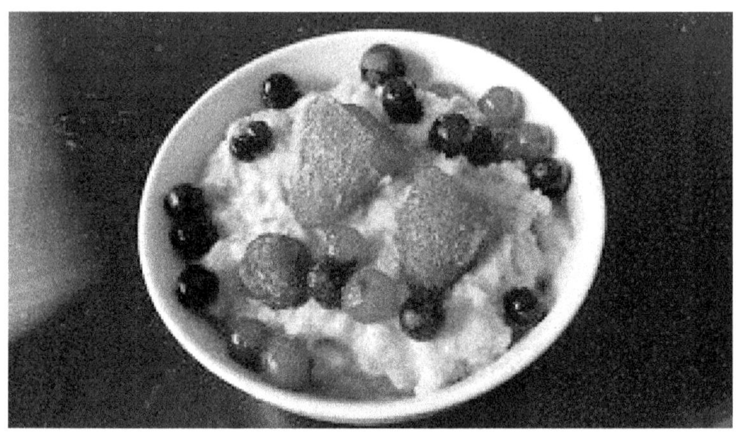

Ingredientes (2 porciones)

½ de taza de frutos rojos, manzana o banana.

Leche descremada al gusto

1 taza de avena

Germen de trigo o linaza en polvo al gusto

Procedimiento

Paso 1: Se procede a cocinar en una hoya pequeña la avena con la leche descremada

Paso 2: después espera 10 minutos para agregarle el Germen de trigo o linaza en polvo al gusto

Paso 3: después que la avena esta lista se le agrega como ultimo la ½ de taza de frutos rojos, manzana o banana.

1. Tostadas de aguacate

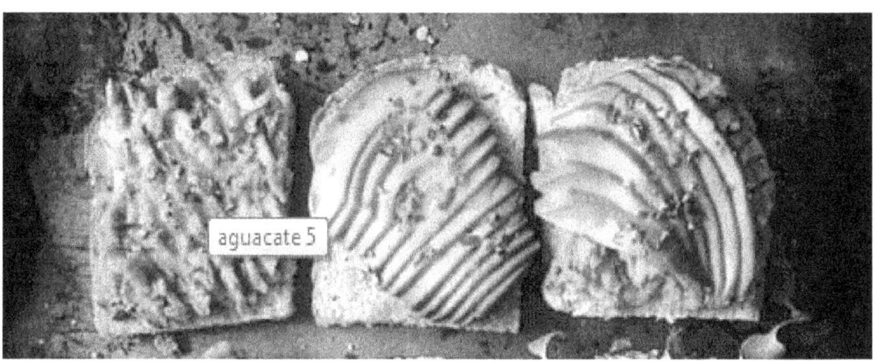

Ingredientes (1 porción)

1/4 cucharadita de ajo en polvo

Sal al gusto

1 o 2 aguacate despende más de tu gusto

Zumo de limón una sola cucharadita

Una cucharaditas de levadura nutricional

3 rebanadas de pan con o sin gluten

Procedimiento

Paso 1: procederemos a tostar el pan si lo deseas, pero si lo prefieres sin tostarlo no hay ningún problema

Paso 2: Encontraremos un bol en donde procederemos a echar el aguacate, el zumo de limón la sal, y la levadura, despúes que tengamos todos estos ingredientes en el bol solo nos queda ayudarnos con un tenedor para machacar todo esto hasta lograr una pasta homogénea

Paso 3: solo nos queda Echar la mezcla de aguacate sobre las dos rebanadas de pan

Ojo: también puedes agregar algún queso para darle más gusto a estas recetas pero todo esto queda al gusto de la persona

<u>Almuerzos</u>

1. Lentejas con verduras y pollo

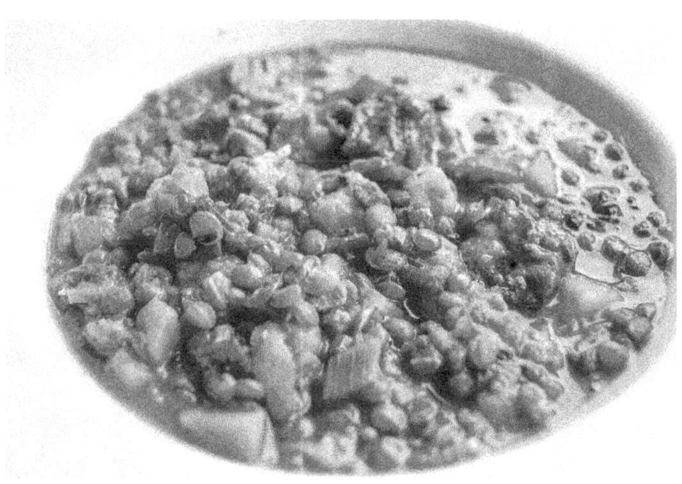

Ingredientes (1 porción)

½pieza de patata

½ pizca de Comino molido

½ pizca de Pimienta negra molida

½ pieza de tomate maduro

Sal al gusto

Aceite de oliva al gusto

350 mililitros de Agua

100 gramos de Muslo de pollo sin hueso

100 gramos de lentejas

1 piezas de zanahoria

½ Pimiento verde al gusto

1 pieza de cebolla

Procedimiento

Paso 1: dejaremos en remojo como por 2 horas las lentejas, con esto lograremos reducir su tiempo de cocción

Paso 2: trozaremos el pollo en pequeño cuadros medianos, después con aceite de oliva en una olla lo doraremos, sacaremos el pollo y en el mismo aceite sofreímos la cebolla y el pimiento cortados en trozos medianos

Pasó 3: dejaremos sofriendo el pimiento y la cebolla por unos minutos, para después agregarle el tomate, Ponemos un poco de sal, pimienta y comino molido, y dejamos que se cocine durante unos minutos más.

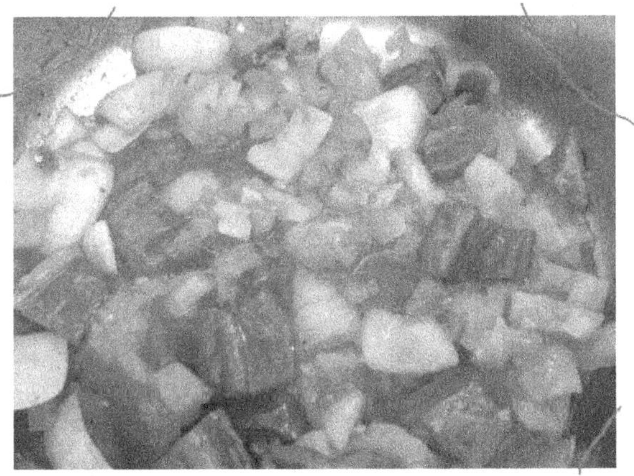

Pasó 4: se le agregara un poco de agua a la olla, para después agregar zanahoria tapamos y dejamos cocinar por algunos minutos

Pasó 5: A continuación incorporaremos las lentejas lavada y escurridas. Y le agregaremos un poco más de agua y sal al gusto y dejaremos cocinar por algunos minutos más,   10 minutos aproximadamente

Pasó 6: Agregamos las patatas peladas y cortadas en cascos medianos. Y Dejaremos cocinar por otros 15 minutos más

Pasó 7: y por último agregaremos el pollo y lo dejamos cocinar por otros 10 minutos más, hasta tener este delicioso plato

1. Receta de Carne con verduras salteadas

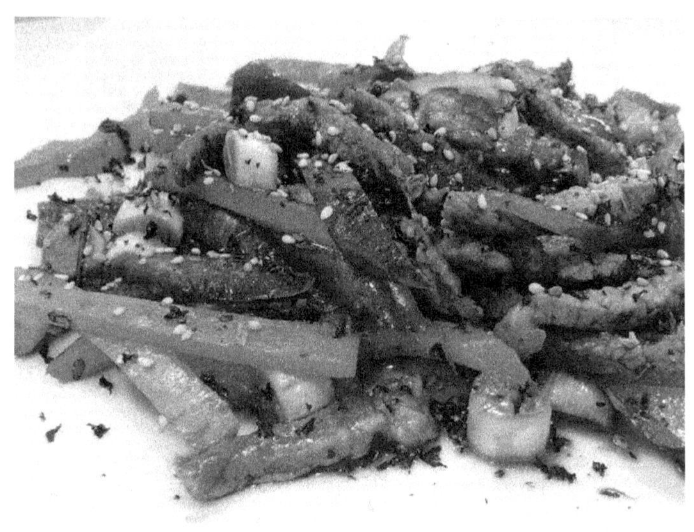

Ingredientes (1 porción)

150 gramos de posta negra

1 calabacin

1 zanahorias medianas

40 gramos Ejote

1 cebollín

1/2 pimentón

1/2 cucharada sopera de salsa de soja

Sal al gusto

Aceite oliva para sofreír

Acompañamientos puede ser puré de papa

Procedimiento

Paso 1: se procede a picar la carne en pequeñas tiras como se muestra en la foto, después se calienta la sartén a fuego medio y se comienza a sofreír con un poco de aceite de oliva.

Paso 2: se comienza a picar la zanahoria en pequeñas tiras como se picó la carne, se agrega en la sartén con la carne y una pisca de sal al gusto.

Paso 3: se Agrega las vainitas en pequeños trozos a la sartén y se sigue salteando con la carne

Pasó 4: se comienza agregar también el calabacín picado en tiras con la salsa de soja,

Pasó 5: se agrega el pimentón y el cebollín también cortado se comienza a saltear todos los ingredientes en la sartén, se le coloca una tapa y se deja a fuego medio por 10 minutos

Paso 6: se verifica la sal de la carne con verduras y se vuelve a salar al gusto y se sirve con una guarnición que desees como puré de papa, arroz integral etc.

1. Ensalada de pasta

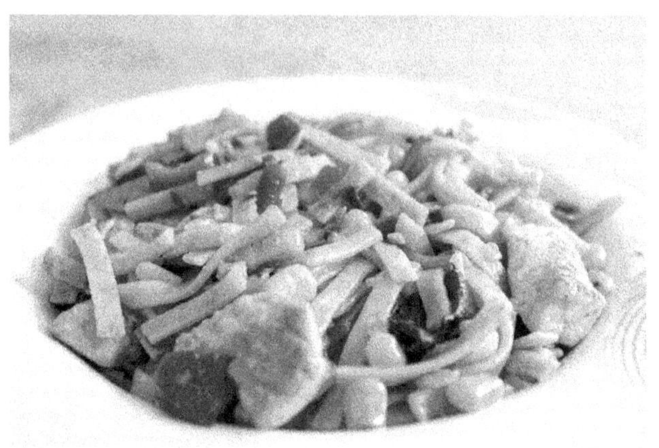

Ingredientes (1 porción)

50 gramos de pasta corta

1 Pechugas de pollo

½ lata de Maíz dulce

½ potipua

1 tomate

una cucharada sopera de Alcaparras

chorro de Aceite de oliva virgen extra

pizca de Sal

pizca de Cilantro

Procedimiento

Paso 1: primero que todo cocinamos la pechuga de pollo en un pequeña plancha con muy poco aceite de oliva

Paso 2: al mismo tiempo tenemos que cocer la pasta en una pequeña olla creo que no tengo que decir mucho ya que estoy asumiendo que sabes cómo hacer una buena pasta

Paso 3: cuando ya tengamos la pechuga lista la cortamos en pequeñas tiras.

Paso 4: después de cocida añadiremos la pasta cocida en un pequeño bol

Paso 5: Añadiremos ahora el maíz dulce, las alcaparras y el potipua además de sal y cilantro picado. Y ya está listo para comer

1. Salmon con verduras y ensalada
<u>Cena</u>

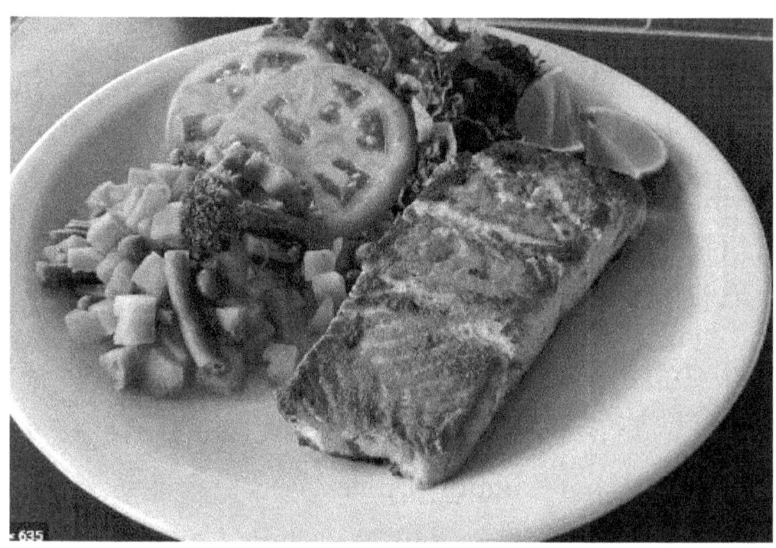

Ingredientes (1 porción)

60 g de salmón también puede ser cualquier tipo de pescado (azul)

30 g de brócoli

1 zanahoria

1 limon

20g de lechuga

1 tomate

15g vainitas

1 papa

Aceite de oliva

Procedimiento

Paso 1: comenzamos asando el salmón con aceite oliva hasta que quede dorado en los dos lados

Pas 2: después que tengamos asado el Salmón, comenzamos picando la papa y zanahoria en pequeños trocitos junto con el brócoli.

Paso 3: se coloca en un pequeño bol todos los ingredientes que hemos picado y se le agrega sal al gusto

Paso 4: picamos el tomate junto a la lechuga y se le agrega sal al gusto, adornamos el plato como se muestra en la imagen y listo para comer

1. Crema de zanahoria, muy fácil y cremosa

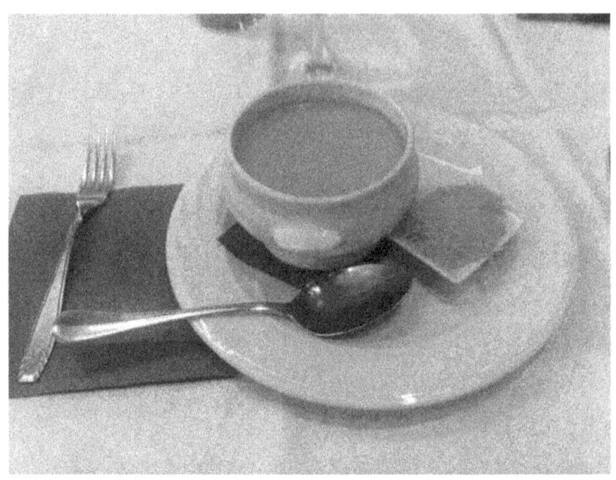

Ingredientes (2 porción)

4 zanahorias de tamaño medio.

½ puerro (ajo porro)

½ cebolla.

½ patata mediana.

½ litro de caldo de verduras o agua.

Aceite de oliva, sal y pimienta negra recién molida.

Procedimiento

Paso 1: Pela la cebolla, córtala por la mitad y después en pequeños trozos

Paso 2: después agarra la hoya en donde vayas hacer la crema y le echas un chorrito de aceite de oliva, lo colocamos en fuego lento, y cuando el aceite este bien caliente se le agrega la cebolla con un poquito de sal, y la cocinamos alrededor de 6 a 7 minutos ojo debemos tener cuidado que no se doren, así que si ves que esto sucede por favor bajarle la llama.

Paso 3: se le agrega ahora el ajo porro después que la cebolla se cocine por los 6 minutos que lleva, mezcla todo muy bien y después se cocina por 5 minutos más

Paso 4: Ahora pelas las zanahoria muy bien con un buen pelador y se procede a cortarla en pequeñas rodajas ojo que no sean muy gruesa, pero tampoco tan fina ya que igual se trituraran más adelante

 Paso 5: se comienza a pelar las patatas en rodajas que tambien se le añadirá a la olla en donde se mezclara todo y se dejara cocinando por 4 minutos mas

Paso 6: después de todos estos pasos ahora le agregaremos a la olla el caldo de verduras o agua natural, que cubra todo los ingredientes justico para que la crema tenga muy buena textura

Paso 7: ahora si puedes colocar la cocina a temperatura alta para que comiences a hervir, después he iremos pichando todas las verduras hasta que estén blanda

Paso 8: Retira la olla del fuego y tritura la crema (recomiendo que esperes unos minutos para después triturar todo en una licuadora ya que estará muy caliente no te preocupes ya que la crema se puede colocar de nuevo en candela hasta que tenga la intensidad de calor que desees)

1. Crema de calabaza (auyama)

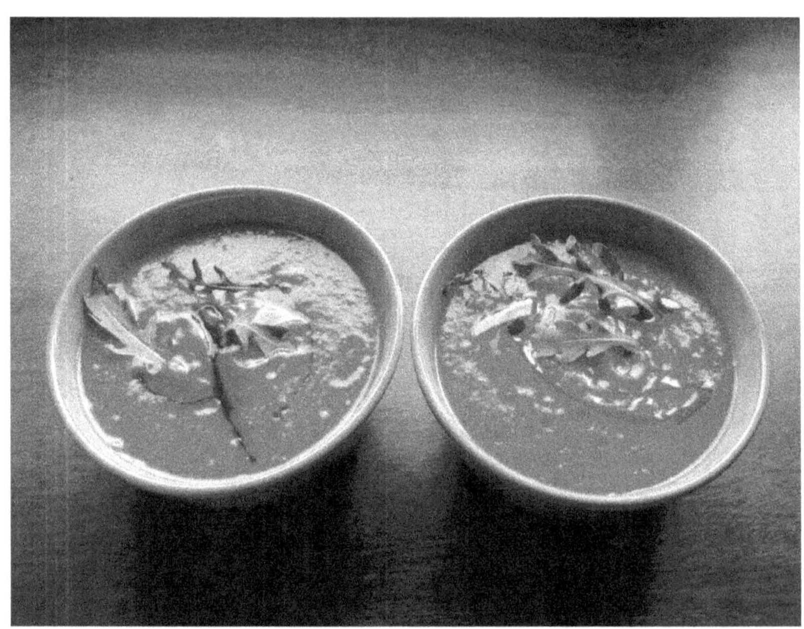

Ingredientes (1 porción)

1/2 puerro

4 cucharadas de aceite de oliva

Sal al gusto

1 rodaja de calabaza de 200 gr

1 patata (100 gr)

1 zanahorias

Procedimiento

Paso 1: esta recetas es muy fácil de elaborar y tengo que decir que es muy deliciosa, agarrar una hoya y colocarle alrededor de 6 vasos de agua deja hervir mientras que pelas la calabaza y las cortas en pequeños trocitos. Y colocarlo en la hoya que pusiste a hervir

Paso 2: ahora tenemos que pelar y cortar las demás verduras en pequeños trozos no tan grueso ni tan fino lo suficiente como para triturar después en la batidora o licuadora

Paso 3: después que hayamos pelado y cortado todas la verduras solo nos queda colocarla con la calabaza en el agua hirviendo, para después agregarle las cucharadita de aceite de oliva y la sal al gusto, cuando hayamos realizado todo esto dejamos todo las verduras hirviendo durante al menos 30 minutos

Paso 4: cuando haya pasado los minutos correspondientes vamos a puyar con un tenedor las verduras para ver si ya están lista, después que hayamos verificado solo nos queda triturarla en la batidora o licuadora hasta lograr la consistencia que deseemos,

Paso 5 : una muy buena opción para acompañar esta crema seria con galleta de soda o pan integral

www.ingramcontent.com/pod-product-compliance
Lightning Source LLC
Chambersburg PA
CBHW070849250726
48662CB00003B/1440